Effets obtenus

par la

Balnéation carbogazeuse

(Spécialisation fonctionnelle de Royat)

chez les

Malades hypertendus et les Malades insuffisants du cœur

par

L. Landouzy   et   Jean Heitz

Professeur de la Clinique Laënnec
à la Faculté de Médecine de Paris

Ancien interne des hôpitaux de Paris
Médecin consultant à Royat

PARIS

FÉLIX ALCAN, ÉDITEUR

ANCIENNE LIBRAIRIE GERMER BAILLIÈRE ET Cⁱᵉ

108, BOULEVARD SAINT-GERMAIN, 108

1906

EFFETS OBTENUS

PAR LA

BALNÉATION CARBOGAZEUSE

(SPÉCIALISATION FONCTIONNELLE DE ROYAT)

(Puy-de-Dôme)

CHEZ LES

Malades hypertendus et les Malades insuffisants du cœur

COULOMMIERS

Imprimerie Paul BRODARD.

EFFETS OBTENUS

PAR LA

BALNÉATION CARBOGAZEUSE

(SPÉCIALISATION FONCTIONNELLE DE ROYAT)

CHEZ LES

Malades hypertendus et les Malades insuffisants du cœur

PAR

L. LANDOUZY   ET   **JEAN HEITZ**

Professeur de la Clinique Laënnec   Ancien interne des hôpitaux de Paris.
à la Faculté de Médecine de Paris   Médecin consultant à Royat

———◆✕◆———

PARIS

FÉLIX ALCAN, ÉDITEUR

ANCIENNE LIBRAIRIE GERMER BAILLIÈRE ET Cie

108, BOULEVARD SAINT-GERMAIN, 108

—

1906

EFFETS OBTENUS

PAR LA

BALNÉATION CARBOGAZEUSE

(SPÉCIALISATION FONCTIONNELLE DE ROYAT)

CHEZ

LES MALADES HYPERTENDUS ET LES INSUFFISANTS DU CŒUR

Notre but, en écrivant cette étude purement basée sur des constatations cliniques, a été d'appeler l'attention des praticiens, sur les résultats que l'on peut attendre de l'emploi des bains carbogazeux de Royat, chez les malades atteints de troubles cardio-vasculaires, et particulièrement, chez les malades hypertendus et chez les cardiopathes dont la capacité fonctionnelle se trouve anormalement diminuée.

Nous ne craignons pas de dire dès maintenant que cette thérapeutique, dans notre pensée, doit être considérée comme s'adressant non pas *aux affections du cœur*, mais *aux cardiopathes*, à des cardiopathes particuliers, à des malades du cœur et des vaisseaux se présentant dans certaines conditions cliniques. C'est la recherche de ces conditions que nous allons poursuivre ici en nous basant sur nos observations personnelles.

Mais avant d'aborder cette étude, nous croyons utile de donner quelques renseignements succincts au sujet de l'action de ces bains carbogazeux sur l'organisme en général, et sur le fonctionnement de l'appareil circulatoire.

CHAPITRE I

Action du bain carbogazeux naturel chez l'individu sain et chez l'individu atteint dans son appareil cardio-vasculaire.

L'étude de l'action physiologique du bain carbogazeux remonte déjà à une quinzaine d'années. Les premiers travaux sur ce sujet ont été publiés en Allemagne, puis en Angleterre, et en Amérique. Dans notre pays, jusqu'à ces dernières années, il n'existait sur la question que les publications de Heftler, d'après les résultats des bains artificiels, et un mémoire intéressant de Laussedat sur les effets des bains de Royat. Pour l'historique complet de la question, et pour les détails qui ne rentrent pas dans le cadre de cette étude clinique, nous pouvons renvoyer aux publications antérieures de l'un de nous, et à la thèse récente de Mougeot sur le bain carbogazeux artificiel. Notre expérience personnelle, tant au point de vue de l'action physiologique que des résultats cliniques, concerne particulièrement les bains carbogazeux naturels pris à Royat.

Les bains se donnent à cette station, différant en température et en teneur de gaz carbonique, suivant une gamme très étendue. La cure peut être poursuivie, soit en bains à la température de 33° 1/2 (source Eugénie, 400 centigrammes de CO_2 par litre), soit à la température de 30° (source Saint-Mart avec ses 1 700 centigrammes de CO_2 par litre), soit enfin à la température de 27° (source César avec 1 200 centigrammes de CO_2 par litre). Ajoutons que chacune de ces sources peut être utilisée de deux manières différentes, selon que l'eau arrive dans la baignoire directement du griffon de la source, ou après un séjour de quelques heures dans un réservoir. Ajoutons encore que chacune de ces variétés de bains peut encore être donnée à eau dormante, les robinets d'arrivée et de départ de l'eau fermés; ou au contraire, à eau courante, l'eau se renouvelant incessamment pendant toute la durée du bain. Tel est l'instrument thérapeutique qui nous a servi pour la présente étude, instrument très souple comme on vient de voir, et susceptible par suite de s'adapter admirablement aux multiples conditions individuelles de la clinique; telle est la médication qu'on peut posologuer à Royat comme on fait avec tel ou tel médicament emprunté à la Pharmaceutique.

* * *

Dans le bain carbogazeux naturel, le gaz CO_2 arrive dans les baignoires complètement dissous dans l'eau, et il ne commence à se dégager qu'au contact du corps du malade, pour s'y déposer, sous forme de très nombreuses et petites bulles, sur tout le revêtement cutané, presque insensiblement, sans aucun choc, sans aucune action violente qui puisse être dangereuse pour des malades susceptibles comme les cardiopathes. Dans le bain artificiel par contre, le dégagement de l'acide carbonique reste toujours tumultueux, et l'action physiologique perd quelque peu de sa régularité et de sa douceur.

Chez un sujet sain, deux modifications importantes, toutes deux constantes et très nettes, se produisent au bout de quelques minutes dans le bain carbogazeux. C'est le ralentissement du pouls qui peut atteindre jusqu'à 6 et 8 pulsations en moins par minute, et une rubéfaction cutanée qui montre l'appel du sang dans les vaisseaux dilatés dermiques et sous-dermiques. On peut noter aussi que la température centrale s'abaisse en moyenne de 1/2 degré. La respiration devient plus lente et plus ample. Le sphygmomanomètre indique, dans la majorité des cas, un abaissement de la pression artérielle, proportionnel à l'intensité de la vaso-dilatation cutanée. Quelquefois, mais exceptionnellement, la pression peut s'élever dès le commencement du bain. On note plus fréquemment, dans la seconde moitié du bain, un relèvement partiel de la pression préalablement abaissée.

Cette chute de la pression est facile à expliquer par la diminution de la résistance périphérique. Quant au ralentissement du pouls et de la respiration, ils semblent dus à une action réflexe, dont le point de départ se trouve dans les terminaisons sensitives de la peau excitées par les petites bulles gazeuses, et peut-être aussi par la fraîcheur de la masse liquide. Cette excitation, parvenue aux centres bulbaires, est transmise au cœur par les pneumogastriques, aux muscles respiratoires par les nerfs centrifuges de la moelle.

Le relèvement tardif de la pression, vers la fin du bain, doit être expliqué par une action réflexe analogue, transmise par les filets vaso-constrictifs des splanchniques aux gros vaisseaux de la région abdominale profonde. Après le bain, des actions en sens contraire se produisent, et quelques heures plus tard, le pouls, la respiration, la tension artérielle sont revenus à l'état normal.

Des modifications d'un autre ordre suivent l'*administration d'une série de bains* carbogazeux. Les analyses d'urine montrent en effet une augmentation du rapport azoturique et du coefficient d'oxydation du soufre, caractéristiques d'une nutrition activée et d'une désassimilation plus complète des albuminoïdes. Du côté du sang, les examens en série montrent l'augmentation de l'hémoglobine et de la valeur globulaire, ainsi que la production d'une leucocytose qui double en moyenne le nombre des globules blancs, avec une tendance à modifier l'équilibre leucocytaire au profit des mononucléaires.

Telles sont les principales modifications physiologiques qui suivent l'emploi du bain carbogazeux chez un sujet normal.

*
* *

Chez un sujet dont le cœur est affaibli, dont le myocarde présente une capacité fonctionnelle amoindrie, l'action du bain se produira dans le même sens, mais avec des conséquences particulières. Le pouls se ralentit comme chez le sujet normal, au moins lorsque le myocarde n'est pas trop altéré, cas où il pourrait exceptionnellement s'accélérer. S'il existe de l'arythmie on constate, le plus souvent, une tendance à la régularisation grâce à la diminution de nombre des extrasystoles. Sur les tracés, les ondulations tendent à se succéder moins rapprochées, plus égales, le crochet s'accuse, le plateau se supprime.

L'examen direct du cœur, soit par la percussion, soit par la radioscopie permet de reconnaître, lorsqu'il existait de la dilatation des cavités ventriculaires, une réduction notable de leurs dimensions. Cette réduction se fait surtout dans le sens transversal, et s'accompagne de déplacement de la pointe vers la ligne médiane. Le foie hypertrophié se trouve aussi, habituellement, réduit après le bain, en même temps que la sensibilité de son bord inférieur s'atténue.

Quant à la pression artérielle, elle s'abaisse presque toujours pendant le bain, comme chez le sujet normal ; mais quelques heures après le bain, il est habituel de la retrouver plus élevée chez les malades avec hypotension, au contraire abaissée chez les malades avec hypertension.

Au bout d'une série de bains, le pouls est plus lent ; l'arythmie disparaît dans certains cas et s'atténue notablement en général, comme le montreront toute une série de tracés de malades suivis par nous. On peut constater une plus grande stabilité du rythme du cœur, le nombre des pulsations se modifiant beaucoup moins sous l'action du travail qu'avant la cure. La pression, au moins dans les cas favorables, se rapproche de la normale, plus haute chez les hypotendus, *mais surtout abaissée d'une manière permanente chez les hypertendus*. Il est fréquent de constater chez ces derniers malades l'élargissement des radiales, signe patent du relâchement du spasme artériel. La matité cardiaque, dans les cas favorables, a diminué, quelquefois dans de grandes proportions, comme de nombreux décalques le montreront plus loin. On peut aussi constater la réduction du diamètre de l'oreillette gauche dans le dos, chez les malades atteints de sténose mitrale.

Les urines augmentent, l'œdème prétibial s'atténue, quelquefois même disparaît entièrement. L'albuminurie de stase rénale disparaît presque toujours. Enfin les signes fonctionnels s'atténuent ; en première ligne la dyspnée d'effort, puis la stase des bases pulmonaires et la disposition aux bronchites répétées. Toutes ces modifications, comme on voit, tendent à rapprocher le fonctionnement du cœur et des vaisseaux du fonctionnement normal, elles accompagnent la régularisation du tonus vasculaire, et l'augmentation de la capacité du travail du myocarde.

CHAPITRE II

Indications générales des bains carbogazeux chez les malades atteints de troubles cardio-vasculaires.

Nous croyons tout d'abord inutile d'insister longtemps sur ce fait, évident, que le bain carbogazeux n'agit pas sur une lésion constituée, telle qu'est, par exemple une cicatrice valvulaire, cicatrice restée comme trace d'une infection aiguë antérieure; telle encore qu'une angéiopathie, siégeant à la périphérie ou dans l'intimité d'un viscère comme le rein ou le myocarde lui-même. Le *bain carbozageux agit presque exclusivement sur les troubles fonctionnels* qui, l'expérience le montre, sont presque toujours, pour une part, indépendants de cette lésion, associés à elle (Merklen). Dans certains cas le trouble fonctionnel a précédé la lésion, comme dans ces états d'hypertension artérielle qui existent par spasme généralisé sans lésions artérielles. Il semble même quelquefois que l'hypertension a provoqué l'apparition des lésions artérielles qui surviennent ultérieurement. Quoi qu'il en soit de ce point, on ne peut mettre en doute la part considérable qui doit être faite au trouble fonctionnel, à côté de la lésion, dans la symptomatologie des affections cardio-vasculaires, et dans la perversion de la capacité de travail du cœur. On a vu dans certains états asystoliques l'œdème généralisé et la grande dilatation cardiaque subsister des mois entiers, puis la crise diurétique venant à se produire, le malade recouvrer un état physiologique presque complet pour plusieurs années. Il est bien évident en pareil cas que l'asystolie n'était point exclusivement sous la dépendance directe des lésions du myocarde. Chacun sait l'influence aggravante et subite des émotions, des chagrins, des chocs moraux sur l'évolution des maladies cardio-vasculaires. Nous connaissons même l'histoire de malades complètement infiltrés, et chez lesquels la crise de diurèse a pu paraître provoquée, localisée à jour fixe, par une auto-suggestion intense.

Tous ces faits semblent bien indiquer que les médications ordonnancées au cours des affections de l'appareil circulatoire, agissent sur le fonctionnement du cœur et des vaisseaux, et non pas sur les lésions déjà constituées. Celles-ci persistent sans grandes modifications et l'on doit surtout viser à empêcher leur développement ultérieur. C'est à quoi peut tendre le régime en améliorant la nutrition, en diminuant la toxicité des humeurs, en réduisant leur teneur en substances hydropigènes telles que le chlorure de sodium ou l'urée.

Les bains carbogazeux joignent à une action de même nature sur la nutrition générale, une influence régulatrice des plus nettes sur le tonus vasculaire. Ils partagent enfin avec la digitale et les médicaments similaires la propriété d'augmenter l'énergie et la capacité fonctionnelle du myocarde. Il y a donc là une véritable *spécialisation fonctionnelle* sur l'ensemble de l'appareil circulatoire, de l'agent thérapeutique emprunté au quatrième règne de la matière médicale, au règne *minéral-organique* (L. Landouzy, Leçons du V. E. M.). Comparativement aux médicaments empruntés à la matière médicale végétale ou à la matière médicale minérale, les bains carbogazeux ont une action toni-cardiaque plus lente, mais aussi plus durable, et tandis que les premiers sont en général hypertenseurs, les bains ont dans la majorité des cas une action surtout hypotensive.

L'état d'*hypertension artérielle constitue donc une des principales indications* des bains carbogazeux, *quoique tous les malades hypertendus ne soient pas justiciables* de cette cure. Les bains n'ont en effet abaissé la tension que chez 70 à 80 p. 100 des malades que nous avons eu à traiter. Chez les sujets porteurs de lésions avancées des artérioles périphériques, et surtout des artérioles rénales, la tension persiste élevée et peut même quelquefois s'élever encore sous l'influence du bain. Aussi le sphygmomanomètre doit-il être un guide constant, guide sûr qui permettra toujours d'interrompre la cure, si par son emploi le médecin se convainc que le malade n'est pas de ceux qui peuvent être fonctionnellement améliorés. La sclérose rénale, l'imperméabilité aux chlorures qui résulte habituellement de l'hypertension constituent, selon nous, une contre-indication absolue de la cure. Par contre, nous verrons que lorsque l'hypertension n'est encore en grande partie que fonctionnelle (c'est-à-dire, dans la grande majorité des cas), les résultats des bains sont souvent excellents, ils sont même quelquefois remarquables, comme chez un de nos malades atteint du syndrome angine de poitrine vaso-motrice, chez qui, alors que toutes les médications avaient échoué, les bains ont suspendu totalement les crises pendant une durée de 14 mois. L'antique *spécialisation diathésique de Royat*, qui s'adresse aux arthritiques de la cinquantaine, hypertendus en grande part, vient ici se doubler de la *spécialisation fonctionnelle* dont les arthritiques sont justiciables en tant qu'affectés de troubles cardio-vasculaires.

L'état d'insuffisance cardiaque constitue la seconde indication capitale des bains carbogazeux. Nous n'entrerons pas ici dans le détail des divers procédés cliniques qui permettent de mettre l'insuffisance cardiaque en évidence lorsqu'elle est encore latente, elle se reconnaît en pratique, d'une manière suffisamment précise, par l'étude minutieuse des troubles fonctionnels, et particulièrement, des conditions qui provoquent l'apparition de la dyspnée d'effort.

Les différents états caractérisés par l'insuffisance cardiaque sont heureusement modifiables par la balnéation, et le degré de curabilité de l'insuffisance cardiaque est à peu près indépendante de son origine première. Il faut faire une exception cependant pour les cas où l'insuffisance cardiaque est directement sous la dépendance de la lésion, comme dans certains cas de rétrécissement mitral très serré, moins favorablement influencés par les bains. En dehors de ce cas particulier, il n'y a pas de différence essentielle au point de vue de la cure, entre l'état d'insuffisance des malades valvulaires, celui qui est dû à la surcharge graisseuse du cœur, ou l'état d'insuffisance du cœur droit chez les emphysémateux. Nous avons vu s'améliorer, ou guérir selon les cas, des malades dont le cœur était resté insuffisant après des surmenages répétés, ou à la suite d'une infection aiguë, ou encore était devenu insuffisant du fait d'une forte hypertension artérielle.

Il n'existe pas de différence non plus, au point de vue de l'action des bains, entre l'insuffisance de la fibre musculaire, et l'insuffisance d'origine nerveuse. La limite entre ces deux états est souvent délicate à tracer; elle reste, au point de vue de l'action des bains carbogazeux, sans grande importance pratique.

L'existence d'un degré trop accusé d'insuffisance cardiaque constitue (quelles que soient son origine et sa forme clinique), une contre-indication formelle de la cure. Chez un mitral en pleine asystolie, ou chez un scléreux avec coronarite qui présente des crises d'asthme cardiaque ou d'œdème aigu du poumon, les bains carbogazeux restent inutiles, la part du trouble fonctionnel étant par trop inférieure à celle de la lésion, et, l'excitation, même modérée, donnée au cœur et aux vaisseaux pouvant même avoir des inconvénients.

Le présent travail comprend un certain nombre d'exemples cliniques (observations de malades suivis et traités par nous), que nous avons résumés en les accompagnant autant qu'il nous a été possible de le faire, de schèmes reproduisant l'état de la matité cardiaque, et de tracés sphygmographiques aux différents stades d'avant, de pendant et d'après la cure carbogazeuse.

Ces observations ont été classées par catégories d'après le type de la cardiopathie. Nous passerons successivement en revue les malades atteints d'affections valvulaires diverses, puis les malades hypertendus, les angineux, les angéio-scléreux. Enfin nous réunirons les autres insuffisants du cœur et nous rapporterons en dernier lieu quelques observations de malades souffrant d'insuffisance du cœur nerveuse, de névroses cardiaques.

CHAPITRE III

Malades présentant un certain degré d'insuffisance cardiaque associée à l'insuffisance de la valvule mitrale.

De toutes les affections valvulaires, les lésions mitrales sont celles qui donnent lieu le plus facilement aux troubles fonctionnels d'insuffisance cardiaque. Laissant de côté pour le moment les malades atteints de sténose, chez lesquels l'insuffisance du cœur se manifeste par des symptômes et un pronostic un peu particulier, nous nous occuperons d'abord des malades, relativement les plus nombreux, qui ne présentent que le souffle systolique de la pointe caractéristique de leur lésion d'insuffisance, avec des troubles contre lesquels nous pouvons agir plus ou moins heureusement.

Nous l'avons déjà dit, et ne craignons pas de le répéter, il ne suffit pas d'être porteur d'une insuffisance de la valvule mitrale pour devenir justiciable des bains carbogazeux. L'influence des bains semble nulle sur la lésion. Chez les malades parfaitement compensés, la cure carbogazeuse ne modifie en rien l'état du cœur; elle ne peut être utile qu'à titre préventif, pour éloigner le plus possible, le moment où le myocarde commencera à fléchir.

Mais tant qu'il n'est apparu aucun signe de ce fléchissement, il n'apparaît non plus sous l'influence des bains aucune modification notable ni du cœur, ni de la tension artérielle, ni du fonctionnement de l'appareil circulatoire.

La cure est particulièrement indiquée *aux premiers signes d'insuffisance cardiaque*, lorsque l'oppression commence à se manifester, avec ou sans palpitations, à l'occasion des augmentations de travail, telles que l'ascension d'un escalier ou la marche montante en plan incliné; il en est de même lorsque le pouls devient instable, que la tension se maintient basse, et qu'il se développe des troubles névrosiques appelés par la souffrance du cœur. C'est en semblables cas que nous avons obtenu les résultats les plus complets, le retour à la compensation parfaite.

Telle est l'observation I, ayant trait à un jeune homme atteint depuis peu d'insuffisance mitrale, et qui a trouvé grand bénéfice à la cure carbogazeuse accompagnée de massage précordial et d'un entraînement très modéré.

Observation I. — M. X..., 19 ans. Insuffisance mitrale d'origine rhumatismale de date récente. Léger degré d'insuffisance cardiaque. Cure à Royat, diminution de volume du cœur, ralentissement du rythme. — Disparition des troubles fonctionnels persistant encore huit mois après la cure.

Souffre de rhumatismes articulaires aigus depuis cinq ans, par crises répétées tous les ans. La dernière attaque, fébrile, s'est accompagné d'endocardite, bientôt suivie de l'apparition d'un souffle systolique en janvier 1905. Le jeune malade se rétablit rapidement, mais il subsiste certains signes d'insuffisance cardiaque tels que la dyspnée, surtout à la fin de la journée, et un pouls rapide aux environs de 100.

A l'arrivée à Royat, 6 juillet 1906, matité cardiaque augmentée (9 cm. transversalement sur 7 1/2, matité absolue), souffle systolique fort à la pointe, pouls à 100; tension artérielle normale. Traces d'albumine. Léger degré de dyspnée.

Fait une cure de bains carbogazeux, tous au-dessus de 34°, accompagnée de séances de gymnastique suédoise très douce et très modérée et de massage précordial.

Le 1er août, la dyspnée et la fatigabilité ont totalement disparu. Le cœur a diminué de volume (7 cm. transversal sur 6 1/2). Le pouls est à 84 au repos, s'élevant seulement à 92 par l'exercice. L'appétit et le sommeil sont redevenus excellents.

Nous apprenons en avril 1906, que l'état du malade a continué à être parfait pendant tout l'hiver.

Chez ce jeune homme, le massage précordial avait uni son action à celle des bains tièdes (au-dessus de 34°) pour calmer l'hyperexcitabilité du myocarde. Chez le malade suivant, les bains pris plus frais, produisirent surtout un effet tonique.

Obs. II. — M. X..., 21 ans. Insuffisance mitrale datant de l'enfance, constatée à seize ans. Troubles fonctionnels légers, dilatation cardiaque assez accentuée. — Réduction très notable des troubles fonctionnels et de la matité cardiaque.

La lésion cardiaque n'a été constatée qu'il y a cinq ans, mais elle doit vraisemblablement être rattachée à une scarlatine ou à une diphtérie de la première enfance. Il n'y eut jamais de rhumatisme articulaire. L'attention fut attirée seulement en 1900 du côté du cœur par les premiers troubles de décompensation. Une amélioration très nette fut obtenue par deux saisons, en 1903 et 1904, à Bagnoles de la Lozère et à Bourbon-Lancy. À son arrivée à Royat, en août 1905, le

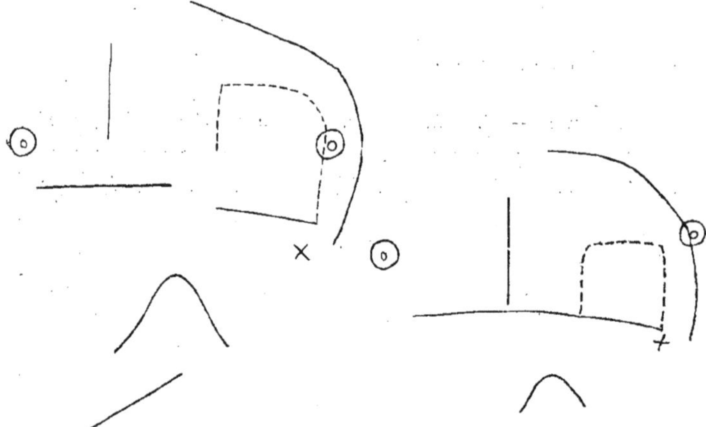

Fig. 1 (Obs. II). — Insuffisant du cœur avec insuffisance mitrale. Matités cardio-hépatiques relative et absolue, le 5 août 1905, avant la cure.

Fig. 2 (Obs. II). — Matités cardiaques relative et absolue le 30 août 1905, après la cure.

jeune malade se plaignait seulement d'une certaine difficulté pour courir et monter les étages. Il ne pouvait se coucher sur le côté gauche. D'autre part, il existait un degré assez prononcé d'asthénie générale, surtout le matin, et de l'atonie gastrique. Le pouls présentait, comme chez le malade précédent, une certaine instabilité (de 80 à 96 après un travail donné), et le cœur était augmenté de volume (matité relative, 16 cm. dans le sens transversal sur 10 1/2 et matité absolue 6 1/2 transversal sur 8 vertical, fig. 1). La pression artérielle était normale. La pointe était dans le 6e espace, et l'auscultation faisait entendre à ce niveau un souffle systolique très fort.

Le malade quitta la station 26 jours plus tard, ayant pris 20 bains carbogazeux à 30°. Le pouls était plus stable (80 à 88), et la matité cardiaque s'était réduite très notablement (11 cm. transversal sur 10 matité relative, et 5 sur 5 1/2 matité absolue, fig. 2). Les troubles fonctionnels avaient à peu près disparu.

Nous avons appris dans le courant de l'hiver que l'état cardiaque continuait à être très satisfaisant.

Comme il est aisé de le comprendre, ces résultats sont surtout marqués chez les sujets jeunes, mais on peut cependant en voir encore de très intéressants chez des personnes ayant dépassé l'âge moyen.

Obs. III. — *57 ans. Insuffisance mitrale depuis l'âge de quinze ans. Association d'une névrose tachyarythmique. Période d'insuffisance cardiaque assez prononcée, il y a trois ans. — En 1905, au moment de la cure de Royat, se*

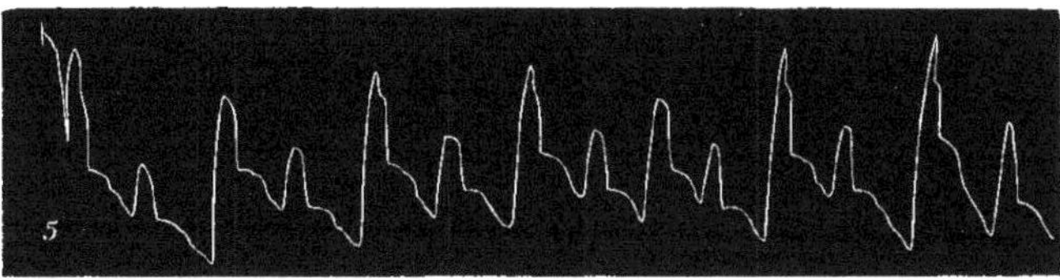

Fig. 3 (Obs. III). — Insuffisant du cœur avec insuffisance mitrale, le 7 juillet 1905, avant la cure.

trouvait déjà très amélioré. — Un an plus tard, l'arythmie, diminuée, persiste, mais avec un très bon état fonctionnel.

57 ans, sexe masculin, atteint d'insuffisance mitrale depuis l'âge de quinze ans. A éprouvé dès cette époque de la dyspnée nocturne et des douleurs précordiales. Depuis l'âge de vingt ans jusqu'à cinquante-quatre, a eu à intervalles variables, mais plusieurs fois par an, des crises tachycardiques qui s'accompagnaient de dyspnée. Les dernières années, les crises s'accompagnaient d'arythmie et duraient

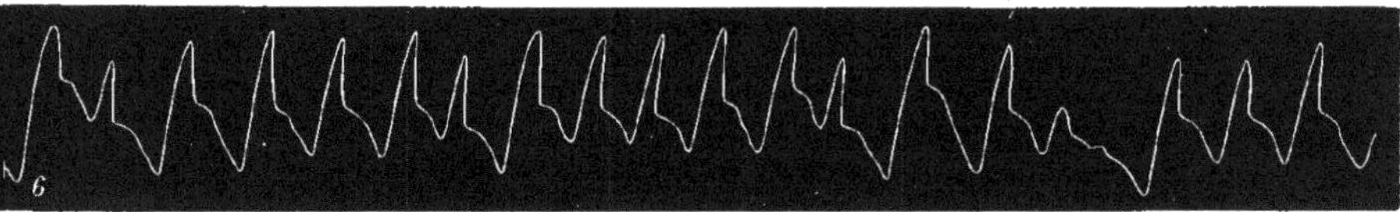

Fig. 4 Obs. III). — Le 19 juillet 1905, après 10 bains.

vingt-quatre heures, puis deux et huit jours. Depuis quatre ans, arythmie permanente.

Il y a trois ans, a eu, pendant une certaine période, des phénomènes presque hyposystoliques (gros foie, dyspnée de décubitus); a été très amélioré par l'usage habituel de la digitale.

En juillet 1905, se trouve beaucoup mieux depuis dix-huit mois, ne se plaint plus que d'un léger degré de dyspnée, n'a plus ni palpitations ni douleurs précordiales. Tension 20, tension capillaire 15 et demi, pas d'albumine; pouls 88, irrégulier (fig. 3), matité cardiaque un peu augmentée, souffle systolique fort irradié dans l'aisselle, disparaissant presque entièrement par la position debout. Ne prend plus de digitale depuis 18 mois.

Après une série de 10 bains, l'arythmie avait diminué sensiblement (fig. 4). A la fin de la cure, bon état fonctionnel, modification du souffle systolique, devenu doux et à timbre aigu dans la position couchée comme dans la position assise. En mai 1906, persistance d'un certain degré d'arythmie, mais état fonctionnel satisfaisant. Le souffle systolique a gardé les mêmes caractères qu'à la fin de la cure.

Nous avons eu aussi l'occasion de soigner et d'améliorer considérablement un client de cinquante et un ans, atteint d'insuffisance mitrale et que des soucis et des pertes d'argent avaient rendu profondément neurasthénique. En même temps avaient apparu des troubles progressifs d'insuffisance cardiaque. Ceux-ci étaient en grande partie sous la dépendance d'une forte hypertension.

Chez une vieille dame de soixante et un ans, la cure carbogazeuse a également amélioré une insuffisance mitrale, qui se caractérisait par un souffle systolique, et s'accompagnait de dyspnée d'effort; celle-ci a à peu près disparu au cours du traitement, et, au bout d'un an, le résultat acquis persistait.

Lorsque les troubles fonctionnels sont plus accusés, et qu'avec la dilatation permanente des cavités cardiaques, le gros foie, et l'arythmie, les malades sont entrés dans la période hyposystolique, les résultats de la cure sont encore satisfaisants (P. Merklen)[1] quoique cependant moins réguliers. L'action des bains améliore encore certains malades au point de leur rendre une compensation parfaite (comme dans l'observation IV). D'autres malades au contraire, malgré un mieux être appréciable, gardent leur cœur gros et arythmique.

Obs. IV. — Jeune homme de 16 ans, insuffisance mitrale, péricardite chronique partielle, avec état hyposystolique depuis deux ans. Gros cœur, gros foie, arythmie. Repos au lit pendant plus d'un an, avec régime déchloruré et digitale à doses régulières. — Cure à Royat 1904. Grande amélioration fonctionnelle, régularisation du pouls; le malade reprend la vie habituelle. Seconde cure à Royat en 1905. Continuation des progrès. État actuel très satisfaisant.

En mai 1903, à l'âge de quatorze ans, à la suite d'une angine, est pris de phénomènes d'emblée très violents de palpitations et d'essoufflement. Jamais de rhumatisme articulaire antérieur. On constate un gros foie douloureux, sans œdème périphérique. Insuffisance mitrale et frottements péricardiques; dilatation cardiaque notable.

1. F. MERKLEN, L'hyposystolie mitrale, son traitement médicamenteux et balnéo-mécanique (*Arch. gén. de méd.*, 1903).

(Diagnostic porté : endopéricardite subaiguë d'origine indéterminée, ayant déterminé des phénomènes hyposystoliques).

Après une courte amélioration, nouvelle rechute en juillet 1903, dilatation augmentée avec tachyarythmie à 200. L'enfant reste au lit

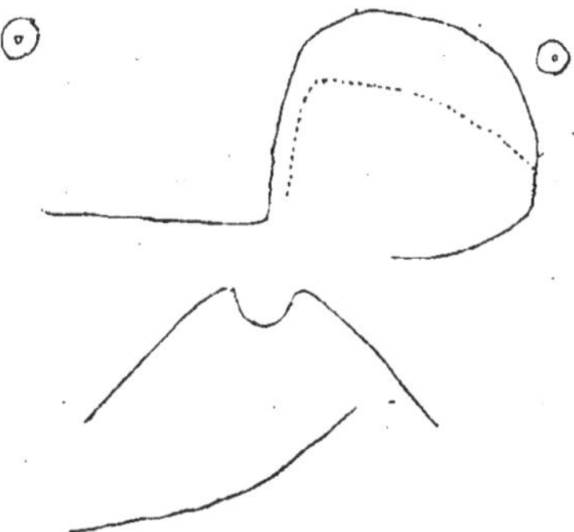

Fig. 5 (Obs. IV). — État hyposystolique chez un malade porteur d'une insuffisance mitrale. 17 juin 1904, avant la première cure. La ligne pointillée indique la réduction de la matité absolue par l'action du premier bain.

pendant tout l'hiver, avec le pouls toujours irrégulier et le foie gros et légèrement douloureux. A partir de mars 1904, il s'améliore peu à peu par le régime déchloruré et la digitale. Une cure de bains salés, pris à domicile, à côté de son lit, aide puissamment à cette amélioration.

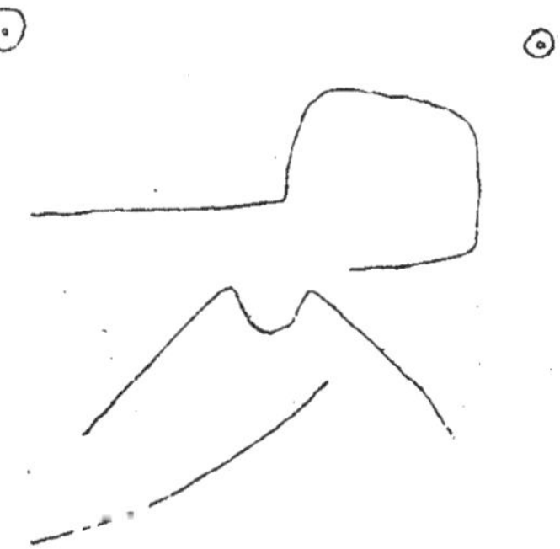

Fig. 6 (Obs. IV). — Matité cardiaque absolue, le 30 juillet 1904, après la cure.

Il arrive à Royat le 17 juin 1904. Jusqu'au jour du voyage, il était resté alité, et à Royat même, il reprend le lit d'où il ne sort que pour, transporté, prendre ses bains à l'établissement. Le cœur est gros (10 cm. sur 10, matité absolue, fig. 5); le foie mesure 10 cm. sur une ligne verticale. Le pouls est légèrement arythmique, plutôt au doigt même que sur les tracés (fig. 7). Le malade ne se levant pas, ne souffre pas de dyspnée; le seul symptôme fonctionnel accusé consiste en palpitations, surtout gênantes le matin au réveil. Pas de douleur hépatique, pas de congestion des bases, pas d'œdèmes. Souffle systolique d'insuffisance mitrale. Souffle systolique moins net à la base,

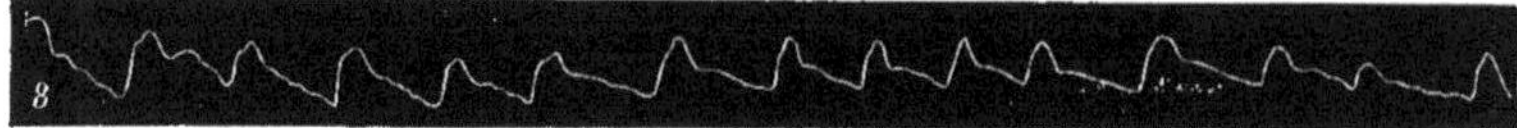

Fig. 7 (Obs. IV). — Insuffisance mitrale hyposystolique, le 29 juin 1904, avant la 1re cure.

et persistance de quelques frottements péricardiques. Tension artérielle, 12 1/2. Pas d'albumine.

Pendant toute la cure, le malade continue à prendre régulièrement un cinquième de milligramme de digitaline toutes les semaines. Il prend en moyenne 2 bains en trois jours, et chaque bain détermine une vaso-dilatation extrêmement accusée. Pas de symptômes pénibles pendant le bain. Au bout de quelques bains, le pouls était déjà presque régularisé (fig. 8). Ce n'est qu'au bout d'un mois qu'on lui permet de

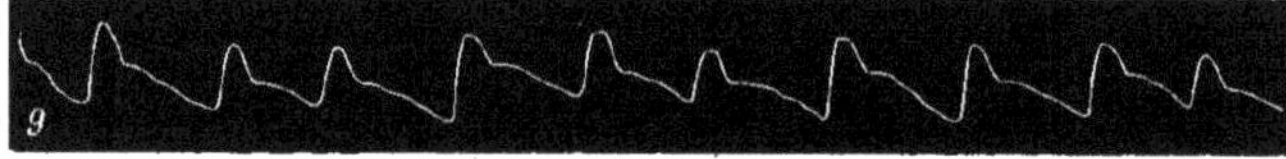

Fig. 8 (Obs. IV). — Le 3 juillet 1904.

se lever et de faire quelques courtes promenades à pied. Il quitte Royat le 31 juillet, ayant pris une trentaine de bains et entraîné pendant les dernières semaines par la gymnastique suédoise prudemment dosée. Le cœur est très réduit (6 1/2 sur 6 1/2, fig. 6); le foie mesure 8 cm., le pouls est régulier, la tension artérielle mesure 15.

Le malade est revu en mars 1905. Il a près de dix-sept ans. Il a beaucoup grandi et a augmenté de poids. Il a passé un très bon hiver, circulant dans la maison, montant facilement les escaliers, fai-

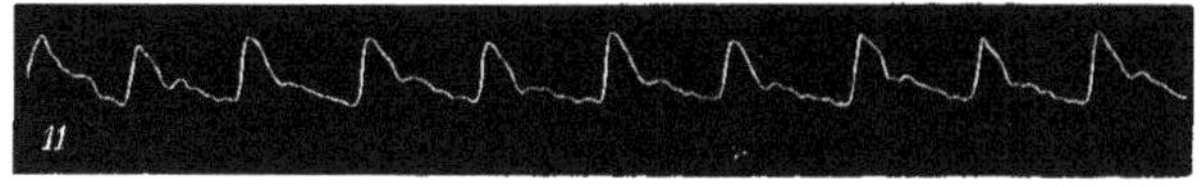

Fig. 9 (Obs. IV). — Le 7 mars 1905. Compensation parfaite.

sant de petites promenades à pied, sans fatigue ni dyspnée. Même état du cœur. Pouls très régulier (fig. 9).

En août 1905, seconde cure à Royat. Prend 19 bains et fait une série de cures de terrain. Pendant toute cette cure, continue à vivre comme tout le monde, sans aucun trouble fonctionnel cardiaque. Le tracé du pouls à la fin de cette seconde cure est reproduit figure 10.

Depuis cette époque, le malade mène sans incidents une vie assez

active et même fatigante, venant chaque jour à Paris d'une petite
ville des environs pour la journée scolaire. Il ne prend de digitale que

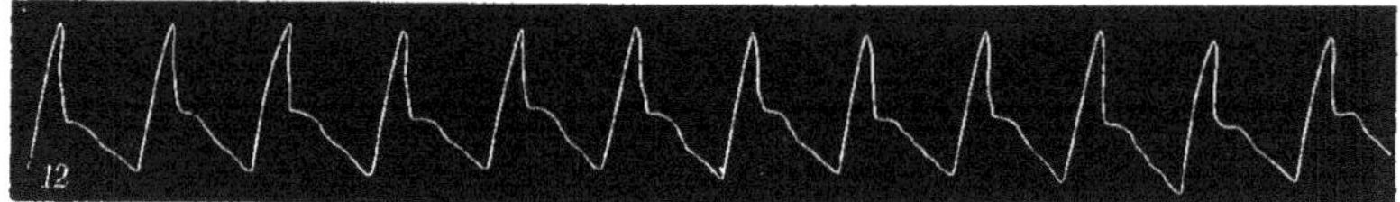

Fig. 10 (Obs. IV). — Le 30 août 1905. Après la 2e cure.

par périodes, il a pu cesser le régime déchloruré. L'état fonctionne
du cœur est celui de la compensation parfaite.

On peut constater en lisant cette observation, que cette amélioration si considérable a coïncidé avec une poussée énergique de
croissance et de développement général de l'organisme, développement qui ne semble pas avoir été entravé par la lésion cardiaque, comme il l'aurait été, peut-être, par une sténose mitrale.
Il y a lieu d'espérer qu'une fois ce développement terminé, la
compensation persistera grâce à une hygiène raisonnée.

Les observations qui suivent, et qui se rapportent à des malades
plus âgés, sont également intéressantes à divers points de vue,
sans que cependant le résultat de la cure puisse être mis en parallèle avec celui que nous venons de voir.

Obs. V. — *38 ans, insuffisance mitrale d'origine rhumatismale. État
hyposystolique il y a quatre ans, amélioré par la digitale.*
*Nouvelle amélioration par la cure de Royat, maintenue intégralement depuis
onze mois.*
M. D., trente-huit ans, atteint d'insuffisance mitrale depuis une
crise de rhumatisme articulaire aigu survenue il y a quatorze ans.
Les troubles fonctionnels n'ont apparu qu'en 1901, se manifestant
par de la dyspnée en montant, des palpitations et aussi par de l'oppression nocturne. Depuis cette époque le cœur reste très dilaté, le
pouls arythmique.
En 1903, les troubles fonctionnels furent de nouveau très prononcés,
et ne s'atténuèrent que par le régime déchloruré, associé à un quart
de milligramme de digitaline toutes les semaines. C'est un homme
très grand qui pèse 104 kilos.
Cure à Royat fin mai 1905. Cœur très dilaté (20 cm. en sens transversal sur 12 1/2, matité relative; et 10 1/2 sur 9 1/2, matité absolue,
fig. 11), tension capillaire normale à 13 1/2, pouls arythmique; battements cardiaques comptés à l'auscultation, 120. Foie normal, pas de

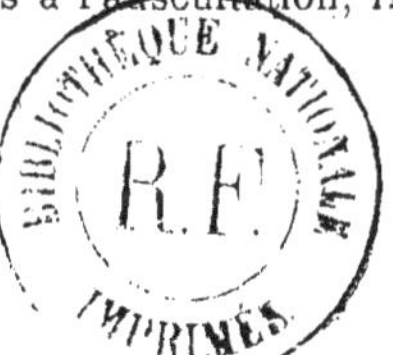

2

congestion des bases, pas d'albumine. Léger degré de dyspnée, pas de palpitations.

Le malade quitte la station en juin, après avoir pris 18 bains modé-

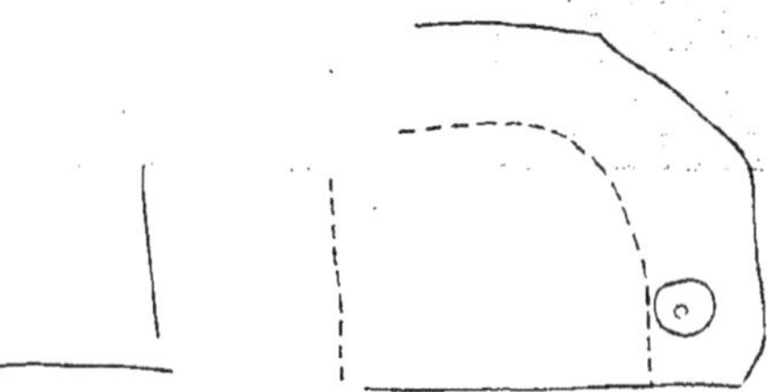

Fig. 11 (Obs. V). — État hyposystolique chez un malade atteint d'insuffisance mitrale. Matités cardiaques relative et absolue, fin mai 1905, au début de la cure.

rément gazeux. Pendant toute la cure, l'état fonctionnel a été satisfaisant.

L'un de nous a eu récemment l'occasion de revoir le malade. Il y a eu, pendant les mois qui ont suivi la cure, une réelle amélioration fonctionnelle ressentie par le malade et qui se continue encore actuellement. Le pouls est toujours arythmique, mais à 100 (par l'auscultation). La matité cardiaque est réduite (18 1/2 sur 11, matité relative; 8 1/2 sur 7 1/2, matité absolue, fig. 12). Le malade a pu, sans

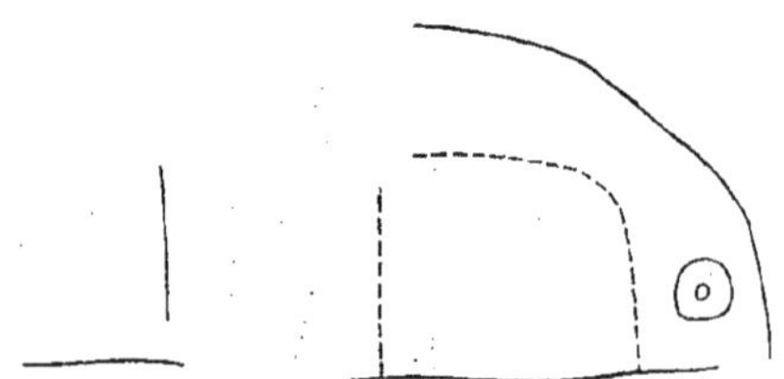

Fig. 12 (Obs. V. — Matités cardiaques relative et absolue en mars 1906.

inconvénients, diminuer la sévérité de son régime, et espacer les doses de digitaline.

Obs. VI. — *27 ans, insuffisance mitrale d'origine rhumatismale. État hyposystolique avec très gros foie et albuminurie depuis deux ans. Troubles fonctionnels sérieux (dyspnée nocturne). — En 1904, amélioration très considérable par la cure de Royat, mais persistance de l'arythmie. Résultats maintenus partiellement dix-huit mois, malgré une récidive de fièvre rhumatismale.*

Jeune homme de vingt-sept ans, atteint de rhumatisme articulaire aigu à quinze ans, époque où s'est constituée la lésion d'insuffisance mitrale, et depuis cette époque fréquemment repris par de nouvelles attaques ayant tendance à passer à l'état chronique. Alcoolisme léger, tabagisme. Souffre du cœur depuis deux ans : dyspnée qui ne se dissipe que partiellement sous l'influence de la digitale, fréquentes congestions douloureuses du foie, palpitations presque constantes,

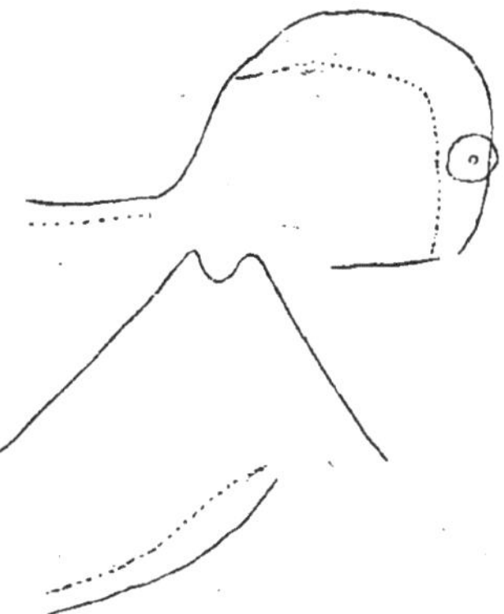

Fig. 13 (Obs. VI). — État hyposystolique chez un malade atteint d'insuffisance mitrale. 10 juillet 1904, avant la cure. Les lignes pleines représentent le contour de la matité cardio-hépatique absolue avant le bain; les lignes en pointillé montrent la réduction obtenue par le premier bain.

quelquefois œdème des malléoles; pas de congestion des bases; albuminurie chronique. Elle atteignait, quand le malade se rendit à Royat, le 10 juillet 1904, le taux de 4 gr. 58 par litre, sans cylindres. Le cœur était très gros (fig. 13) avec un souffle systolique mitral très accusé;

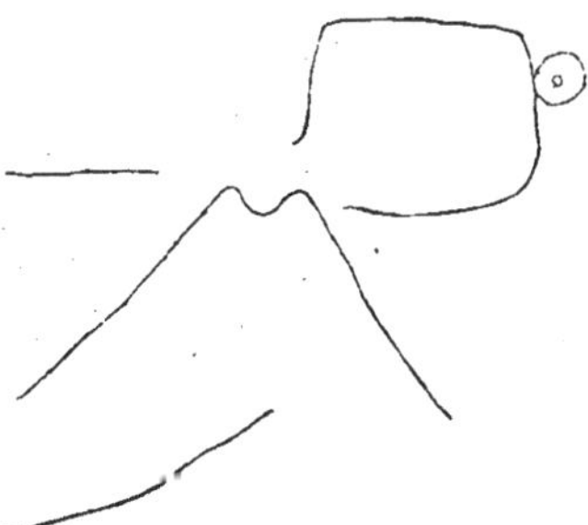

Fig. 14 (Obs. V). — Le même, 9 août 1904, après la cure de bains carbogazeux.

la dyspnée était très accusée, même la nuit, malgré la digitale, et le sommeil était fréquemment interrompu.

Le 9 août, après la cure, l'état du malade était relativement satisfaisant, la dyspnée nocturne avait complètement disparu, et la dyspnée en montant s'était notablement atténuée. La matité cardiaque avait beaucoup diminué (fig. 14), de même que celle du foie qui n'était plus douloureux; l'arythmie était beaucoup moindre. La tension artérielle s'était relevée. Il persistait seulement 75 centigrammes d'albumine.

Cette amélioration se maintient intégrale pendant deux mois. Mais vers la fin d'octobre survint une reprise de douleurs articulaires rhumatismales qui persistèrent à l'état chronique pendant tout l'hiver et l'été suivant; mais l'état cardiaque persista relativement satisfaisant pendant dix-huit mois jusqu'en février 1906, époque où le malade eut une congestion pulmonaire grave, avec fièvre pendant plus de quatre semaines, et où des troubles hyposystoliques se manifestèrent à nouveau. Actuellement, le malade est en convalescence. Pendant la cure de 1904, et depuis cette époque, le malade a continué à être soumis au traitement par la digitale, 1/4 de milligramme toutes les semaines.

Comme on le voit, ces deux observations ne peuvent être mises en parallèle avec l'observation IV; mais il ne faut pas oublier que l'un de ces malades avait déjà trente-huit ans, et que l'autre présentait de graves lésions du foie et des reins, circonstance des plus défavorables, et qui peut rendre vains tous les efforts de la thérapeutique chez un malade atteint d'une affection mitrale.

Ces deux malades n'ont pas dépassé dans leurs progrès le premier degré de la décompensation, et n'ont pas atteint, sans doute n'atteindront jamais la compensation parfaite.

Il faut vraisemblablement en chercher la raison dans leurs conditions d'âge; de plus le poids d'un de ces malades était considérable (plus de 100 kilos). Quant à l'autre sujet (observ. V), il présentait, au moment où il s'est soumis à la cure, de graves lésions de foie, expliquées par un alcoolisme antérieur et une albuminurie considérable.

Nous avons, à l'user, appris que la présence de semblables complications viscérales était une mauvaise condition pour le succès de la cure. Chez le seul de nos malades atteints d'insuffisance mitrale qui ne fut pas amélioré par la cure, il existait un gros foie cardiaque, de l'albuminurie et de la stase dans les bases pulmonaires avec dyspnée nocturne; son état était assez comparable à celui de l'observation VI. Mais alors que chez ce dernier, la cure amena un arrêt de la décompensation, il n'en fut rien malheureusement chez le second, et nous avons appris ultérieurement que la marche de la maladie n'avait pas été arrêtée.

Il faut donc se garder d'appliquer la cure carbogazeuse à des malades mitraux chez lesquels la décompensation est trop accusée : nous ne pensons pas que la cure carbogazeuse bien surveillée puisse être à proprement parler nuisible à ces malades, mais c'est une tentative souvent inutile.

L'existence, chez un mitral, *d'une néphrite véritable avec présence de cylindres granuleux* nous paraît également constituer une contre-indication, mais il n'en est pas de même du symptôme albuminurique en général. Nous avons vu plusieurs fois des proportions importantes d'albumine disparaître pendant ou après la cure. Il s'agissait d'albuminurie de stase ou d'albuminurie digestive, sans cylindres.

Nous considérons également *la présence d'un œdème marqué des jambes, chez un mitral*, comme une contre-indication. Contre-indication surtout, dans l'insuffisance mitrale, la coexistence d'une *symphyse totale du péricarde* ou d'une cirrhose cardiaque avec ascite, lésions établies sur lesquelles le bain ne peut agir.

Il est à peine besoin d'ajouter enfin, que toute recrudescence aiguë d'arthropathies comme tout épisode infectieux de quelque nature que ce soit, nécessitera l'ajournement de la cure.

A ces exceptions près, les sujets affectés d'insuffisance mitrale, au début de la période de décompensation, constituent certainement un des types de malades nettement indiqués pour la cure carbogazeuse; et d'une façon générale, les résultats seront d'autant meilleurs et plus durables que le malade aura été traité plus près du début de cette période de décompensation.

CHAPITRE IV

Malades affectés de sténose mitrale avec symptômes d'insuffisance cardiaque.

Nous n'insisterons pas ici, à nouveau, sur l'inutilité de la cure chez les malades affectés de sténose dont le fonctionnement cardiaque est resté jusqu'alors parfait. Nous avons eu à soigner un certain nombre de malades semblables, sans bénéfice appréciable.

Par contre, chez les sténosés présentant des symptômes d'insuffisance cardiaque, les indications et les résultats de la cure méritent d'être étudiés en détail.

Chez les sténosés il nous paraît nécessaire d'attacher moins d'importance peut-être à l'intensité des phénomènes d'insuffisace cardiaque qu'à la notion des circonstances qui ont provoqué cette insuffisance et de l'âge à laquelle elle est apparue.

C'est ainsi que l'insuffisance cardiaque qui survient chez une sténosée à l'âge de la puberté, sous l'influence du développement de l'organisme, apparaît comme d'un pronostic assez grave. En parcil cas, en effet, l'apparition de l'insuffisance cardiaque indique la rupture de l'équilibre, jusqu'alors maintenu, entre le débit sanguin de l'orifice et la demande de l'organisme, rupture qui a quelques raisons de rester définitive.

La situation est différente, lorsque les troubles fonctionnels ont apparu quelques années plus tard, à l'âge adulte, sous l'influence de causes occasionnelles évitables telles que chagrins, fatigues, grossesses... C'est alors que la médication carbogazeuse peut donner de très bons résultats comme vont le montrer quelques-unes des observations ci-dessous.

Obs. VII. — *Mlle X. Rétrécissement mitral d'origine inconnue. Troubles fonctionnels ayant apparu à vingt et un ans, à la suite de fatigues et de chagrins? Insuffisance cardiaque simple; dilatation auriculaire gauche sans dilatation du ventricule droit.*

Cure à Royat en 1905; amélioration très notable des troubles fonctionnels et nerveux associés.

Jeune fille de vingt-cinq ans, née d'une mère obèse et cholémique; elle-même anthralgique depuis des années, n'a jamais eu cependant de crise articulaire fébrile. Le rétrécissement mitral a été constaté il y a quatre ou cinq ans, par hasard. Cholémie, gros foie avec poussées congestives. Très robuste, a fait autrefois beaucoup d'exercices phy-

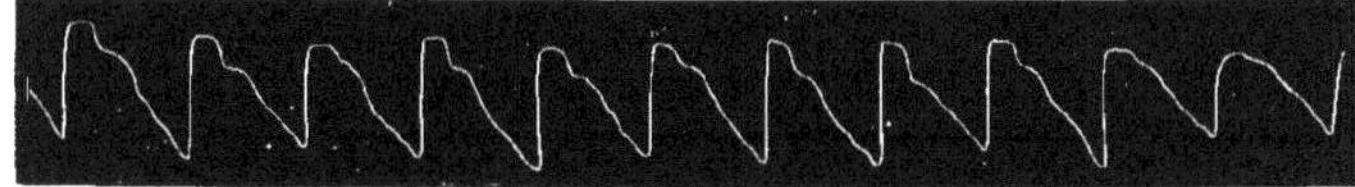

Fig. 15 (Obs. VII). — État d'insuffisance cardiaque chez une malade atteinte de rétrécissement mitral, tracé du pouls avant la cure, le 1er juillet 1905.

siques. Elle a commencé à souffrir du cœur à vingt et un ans, à la suite de fatigues supportées pendant la maladie et après la mort de son père : palpitations et dyspnée à l'occasion de la montée des escaliers et de la marche en pente. Elle éprouve aussi, quand elle est fatiguée, des palpitations au repos; le sommeil est souvent agité; des étourdissements et des malaises avec sensation d'angoisse se répètent assez souvent. Elle ressent aussi quelquefois des étouffements, diurnes ou nocturnes, de courte durée. Pas d'hystérie mais nervosité habituelle.

Pouls régulier, tension normale. Matité cardiaque non agrandie,

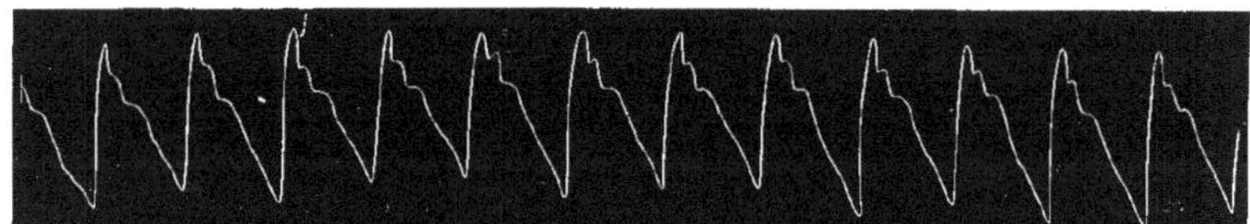

Fig. 16 (Obs. VII). — Tracé après la cure, le 31 juillet 1905.

mais l'*oreillette gauche, percutée dans le dos, dépasse* les dimensions *normales, et cette percussion est douloureuse.* Comme signes physiques, on note un frémissement présystolique à la main, un roulement également présystolique et un dédoublement du deuxième bruit. Il existe de plus, à l'auscultation, un souffle diastolique qui s'étend à la partie moyenne du cœur et vers l'appendice xyphoïde, et qui indique peut-être une *insuffisance aortique* surajoutée. Sur les tracés sphygmographiques (fig. 15), la ligne d'ascension est assez élevée, mais le sommet arrondi, indique un certain degré d'asthénie cardiaque.

La cure dura du 1er au 31 juillet 1905. La santé générale fut bonne pendant toute cette période, coupée seulement de quelques jours de fatigue avec un peu d'agitation nocturne. Au départ, l'état fonctionnel du cœur était beaucoup meilleur, la dyspnée et les palpitations très diminuées. La douleur auriculaire à la percussion avait complètement disparu. Sur les tracés, le sommet était plus aigu, le dicrotisme plus accusé (fig. 16). Pas de modifications des signes de l'auscultation. Tension artérielle normale.

Depuis cette époque, l'état de la malade n'a fait que s'améliorer. Les troubles fonctionnels et l'état nerveux se sont réduits à un minimum. Il ne subsiste qu'un peu d'essoufflement facile dans l'exécution des actes fatigants, comme celui de ramasser un objet lourd.

Chez deux autres clientes, les troubles d'insuffisance avaient apparu un peu plus tardivement à la suite de grossesses et avaient pris rapidement une allure assez grave. — Chez la première d'entre elles, à 35 ans, à la suite de la seconde grossesse, avaient apparu progressivement de la dyspnée en montant, puis des étouffements nocturnes, de la *stase pulmonaire avec bronchites à répétition*, enfin des *ménorragies* abondantes qui avaient déterminé un état d'anémie assez grave. — A l'arrivée à Royat, l'*oreillette gauche et le ventricule droit étaient dilatés*. La cure ramena le cœur à ses dimensions normales; les troubles fonctionnels s'effacèrent d'une manière surprenante et les ménorragies se suspendirent pendant trois mois. Actuellement, huit mois après la cure, elles sont de nouveaux abondantes, mais l'état cardiaque reste bon.

Voici maintenant l'observation d'une autre personne du même âge, chez laquelle les phénomènes de décompensation étaient arrivés peu à peu jusqu'au stade hyposystolique.

Obs. VIII. — *Mme X., 34 ans, sept grossesses normales. Rétrécissement mitral d'étiologie et de date inconnues. Troubles fonctionnels cardiaques ayant apparu il y a cinq ans, aggravés peu à peu; état hyposystolique dans l'hiver 1905. A l'arrivée à Royat, insuffisance cardiaque prononcée, dilatation de l'oreillette gauche et du cœur droit.*

Disparition presque complète, après la cure, des troubles fonctionnels et de la dilatation droite. Résultats maintenus 14 mois après la cure.

Mme X., 34 ans, souffre depuis cinq ans : de dyspnée provoquée par toute ascension d'escalier, de palpitations d'effort ou par accès, quelquefois d'intermittences cardiaques. Son état s'est aggravé à la suite de grossesses et de surmenage continuel. Elle tousse facilement depuis cette époque; grâce à un peu de stase pulmonaire, et l'hiver dernier, à la suite de bronchites successives, elle était tombée dans un état hyposystolique avec dilatation droite, dont elle ne sortit que par le repos au lit et la digitale.

A son arrivée à Royat, le 15 juin, elle était déjà améliorée, mais elle montait difficilement les escaliers, elle se plaignait à chaque fatigue de douleurs dans le côté gauche du dos (douleur auriculaire spon-

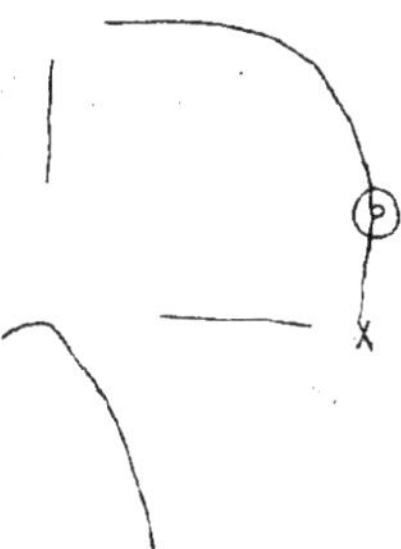

Fig. 17 (Obs. VIII). — Rupture de la compensation chez une malade atteinte de rétrécissement mitral. Matité cardiaque absolue le 15 juin 1905, avant la cure.

tanée). La tension artérielle était à 13 1/2, le pouls à 84 au repos passait facilement à 104 au moindre effort. La matité absolue du cœur mesure 9 cm. verticalement sur 10 transversal (fig. 17). La pointe est sur la ligne mamelonnaire, dans le 6e espace. La matité auriculaire dans le dos mesure 5 1/2 sur 9 1/2 vertical. Frémissement présystolique à la main; roulement diastolique grave et claquement de fermeture de la mitrale. Dédoublement du 2e bruit à la

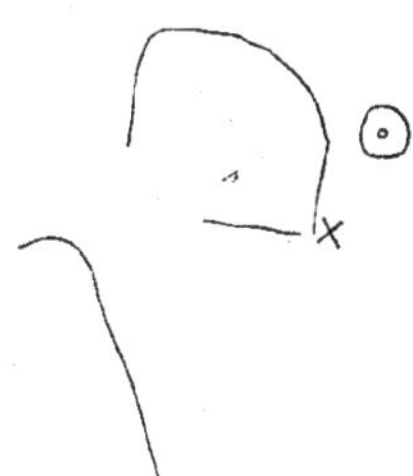

Fig. 18 (Obs. VIII). — Matité cardiaque absolue, le 5 juillet 1905, après la cure.

base. Foie normal actuellement; pas d'œdème des jambes, rien aux bases. Tracé sphygmographique très peu ondulé et légèrement inégal, à sommets arrondis (fig. 19). Asthénie générale, amaigrissement.

Cure de trois semaines, bains progressivement gazeux, d'abord à 33°, puis à 30°. Beaucoup de repos pendant la cure. Amélioration rapide, atténuation de la dyspnée, disparition de l'angoisse et des palpitations. Au départ, mêmes signes physiques, tension à 15, pouls plus stable entre 80 et 90, matité considérablement diminuée (fig. 18), 5 vertical sur 6 transversal, pointe ramenée à 1 centimètre en dedans de la ligne mamelonnaire. Le tracé sphygmographique (fig. 20), sans être encore tout à fait satisfaisant, montre une plus grande énergie

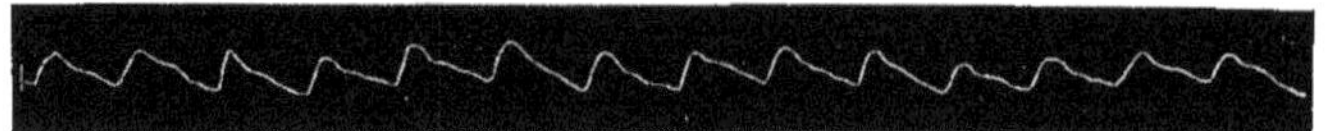

Fig. 19 (Obs. VIII). — Tracé du pouls le 15 juin 1905, avant la cure.

et une égalité plus manifeste de la systole. La matité auriculaire s'est réduite, et la douleur à ce niveau a complètement disparu. Augmentation de 2 kgr. depuis le 15 juin, et reprise des forces.

L'amélioration avait continué, un mois plus tard (disparition de la dyspnée d'escalier), sans que la malade ait repris de digitale. Sauf un certain degré de dyspnée qui suivit une grippe vers le milieu de

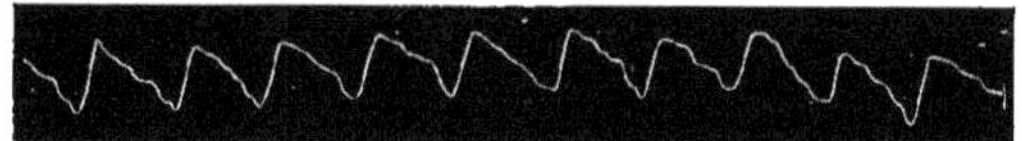

Fig. 20 (Obs. VIII). — Tracé le 4 juillet 1905, après la cure.

novembre, trouble qui céda aussitôt à la digitale, l'état cardiaque se maintint excellent jusqu'en mai 1906, sans qu'il ait été nécessaire de recourir à nouveau aux médicaments. La malade a été revue fin mai 1906. La matité cardiaque était restée sensiblement la même qu'au 5 juillet 1905. Les troubles fonctionnels avaient à peu près disparu. La malade pouvait monter les pentes et les escaliers sans dyspnée.

Chez ces trois malades le pronostic semble devoir rester favorable pour l'avenir : leur insuffisance cardiaque, survenue à l'âge adulte une fois le développement achevé, avait été manifestement provoquée par des *causes évitables* (chagrins, grossesses, surmenage). Il n'y avait pas eu de rupture brusque d'équilibre entre la valvule et l'organisme, mais plutôt un certain degré d'affaiblissement du muscle cardiaque, affaiblissement contre lequel l'action des bains carbogazeux pouvait lutter avec chances de succès comme l'expérience l'a démontré. Dans les trois cas, après la cure, *l'oreillette gauche dilatée est revenue sur elle-même* en même temps que disparaissait la douleur liée à sa distension (Vaquez), et le *ventricule droit a repris ses dimensions normales*, preuves évidentes du retour de la tonicité du myocarde. Les résultats de la cure se maintenaient encore au bout d'un an et nous pouvons espérer, qu'après une seconde cure, ils pourront être considérés comme acquis, au moins tant que la situation générale ne se modifiera pas.

Il est d'autres malades affectées de sténose depuis l'enfance et chez lesquelles *les signes de décompensation n'apparaissent pour la première fois que vers quarante-cinq à cinquante ans*, à l'occasion des premiers troubles de la ménopause. Le pronostic est alors plus sérieux, et le mieux-être de la cure habituellement moins durable, comme nous avons cru le noter chez deux de nos clientes.

L'une d'elles, femme de 50 ans, rhumatisante depuis l'enfance, était venue consulter pour des *troubles neurasthéniques assez intenses* depuis dix-huit mois (asthénie générale, douleurs). Elle se plaignait aussi de *dyspnée en montant*, comme seul trouble fonctionnel cardiaque; les règles étaient encore régulières. A l'examen, *roulement diastolique et dédoublement du deuxième bruit*; matité cardiaque augmentée dans le sens transversal. *Tension artérielle un peu élevée à 20.* — Première cure à Royat en 1904 : amélioration des troubles neurasthéniques, *et suppression de la dyspnée jusqu'en janvier 1905*. Seconde cure en 1905. La malade se plaignait des mêmes troubles neurasthéniques, et de *nouveaux troubles fonctionnels cardiaques plus sérieux* que l'année précédente (dyspnée et palpitations arythmiques). *Disparition de ces troubles* à la fin de la cure. Ils ont reparu transitoirement en novembre 1905 à la suite d'une grande fatigue, mais *ne se sont plus reproduits ensuite jusqu'en avril 1906.*

Obs. IX. — M. de X. *Rétrécissement mitral de date inconnue, mais vraisemblablement congénital, vu la coexistence de diverses malformations. Décompensation tardive à quarante-six ans, aboutissant à la stase pulmonaire et au pseudo-asthme nocturne. Amélioration par la cure de Royat, très nette mais peu persistante.*

M. de X., 48 ans, jamais de rhumatisme articulaire; hémihypertrophie de tout le côté gauche du corps, luxation congénitale de la hanche gauche. Palpitations dès l'enfance, puis longue période de santé avec vie active à la campagne. Huit enfants bien portants.

A commencé à sentir son cœur il y a deux ans (dyspnée dans la marche rapide ou contre le vent, à la montée des escaliers; plus tard impossibilité de chasser en plaine). Depuis l'hiver précédent, dyspnée après les repas, puis dyspnée de décubitus ayant abouti à des accès pseudo-asthmatiques nocturnes. Bronchites répétées. Palpitations.

A l'arrivée à Royat (27 juin 1904), l'état général est mauvais, amaigrissement, tension faible à 13, asthénie générale, rien dans les urines.

Pas de signes nets d'artério-sclérose. Matité cardiaque agrandie surtout dans le sens transversal, trahissant la dilatation du cœur droit
(9 transversal sur 8 matité absolue), pouls 72 régulier, le tracé montrant
la faiblesse des systoles, et leur inégalité (fig. 21). Matité auriculaire

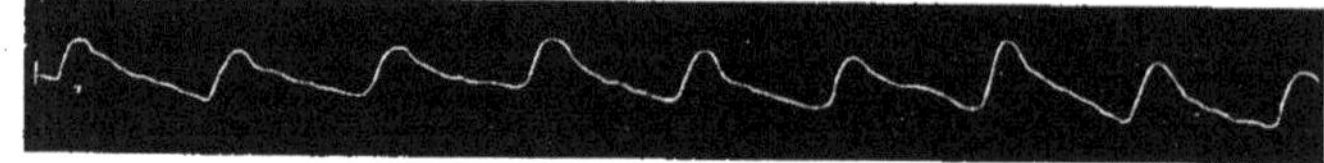

Fig. 21 (Obs. IV). — État d'insuffisance cardiaque chez un malade affecté de rétrécissement mitral. Tracé du pouls, le 27 juin 1904, avant la cure.

agrandie dans le dos. Roulement diastolique et dédoublement du
2ᵉ bruit. Stase de la base gauche.

L'amélioration survint dès le 4ᵉ bain, la dyspnée de décubitus dis-
parut, ainsi que les crises de toux et les étouffements nocturnes.
Après une cure d'un mois, le malade gardait seulement un peu de
dyspnée à la montée des pentes raides et des escaliers. La tension
s'était élevée à 16, les tracés montraient, comme dans les observations
précédentes, une ligne d'ascension plus verticale, un dicrotisme plus
accusé. Le sommet restait cependant arrondi (fig. 22). La matité car-

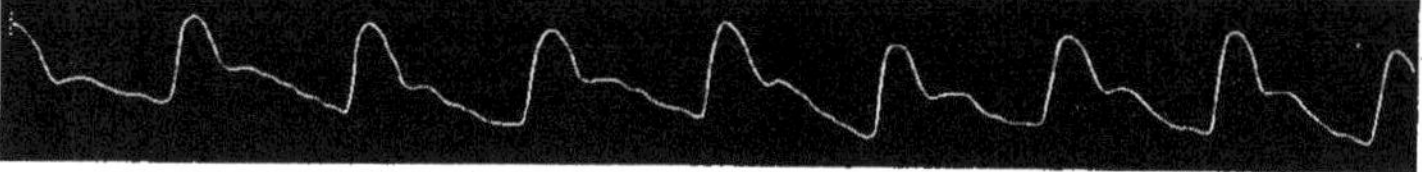

Fig. 22 (Obs. IX). — Tracé le 25 juillet 1904, après la cure.

diaque avait beaucoup diminué (5/6), de même les dimensions de
l'oreillette en arrière. Le sommeil était parfait. Bases entièrement
libres.

Le résultat se maintint intégral pendant trois mois. L'hiver suivant, le malade eut de nombreuses bronchites, et se retrouva au prin-
temps dans le même état que précédemment.

L'action des bains, sur ces troubles tardifs, s'est donc traduite
par une amélioration évidente encore, mais moins durable que
chez les sujets plus jeunes. Les conditions générales dans lesquelles se trouve l'organisme étaient loin, en effet, d'être aussi favorables. Si les troubles de décompensation se sont produits à un
âge où l'activité générale et les occasions de fatigue ont plutôt
diminué, c'est que la nutrition des tissus et celle du myocarde en
particulier commençait à s'altérer. Chez la dame de 50 ans, le
chiffre de la tension artérielle, relativement *élevé à 20* pour un
rétrécissement mitral, peut nous faire soupçonner le *développement d'une artériosclérose* : l'arythmie palpitante n'a-t-elle pas sou-

vent été attribuée à un début de lésion myocardique scléreuse.
Dans l'observation IX la tension n'est pas élevée il est vrai, mais
nous savons que l'artério-sclérose peut fort bien coexister avec une
tension moyenne (Romberg, Merklen, Dunan, Vaquez).

Il nous reste à envisager enfin une dernière catégorie de malades :
*ceux chez lesquels la sténose mitrale ne remonte pas à l'enfance mais
s'est installée pendant la jeunesse ou l'âge adulte.* Lorsque le développement du corps n'est pas terminé au moment où s'établit la
lésion, les troubles ne tardent pas à se précipiter. Lorsque le développement est achevé au contraire, la situation est moins sérieuse,
comme chez cette jeune malade de l'observation X, mais la vie
n'en reste pas moins gravement troublée.

Obs. X. — *Rétrécissement mitral consécutif à la chorée, constitué à dix-
neuf ans. Signes fonctionnels graves; hypertrophie ventriculaire droite. —
Amélioration fonctionnelle nette après la cure, mais persistance de l'hypertrophie droite.*

Jeune fille de vingt-deux ans; le rétrécissement mitral a été constaté
pour la première fois à l'âge de dix-neuf ans, à la suite de plusieurs
longues attaques de chorée qui avaient jusque-là laissé l'endocarde
indemne. Les symptômes fonctionnels apparurent en même temps que
les signes physiques caractéristiques (frémissement et roulement pré-
systoliques, dédoublement léger du 2e bruit). Ils s'aggravèrent progressivement, l'état général devint mauvais (asthénie, anémie). A son
arrivée à Royat, cette jeune fille se trouvait dans l'impossibilité de
monter même un seul étage, ou de se baisser, de ramasser un objet
un peu lourd sans provoquer aussitôt une crise d'étouffement. Même
le geste de lever les bras pour se coiffer, provoquait la dyspnée. *La
marche en terrain plat devenait pénible au bout de quelques minutes.* La
matité cardiaque était agrandie surtout dans le sens transversal (dilatation hypertrophique du ventricule droit). *L'oreillette gauche* présentait
des dimensions considérables, et la malade accusait à ce niveau des
sensations douloureuses quand elle était fatiguée.

Au bout de quelques jours de cure, elle remarqua *qu'après le bain,
elle pouvait monter un étage sans essoufflement,* effort qui redevenait
impossible quelques heures plus tard. La dyspnée s'atténua peu à peu,
mais les plus grands progrès ne furent réalisés que dans le mois qui
suivit le séjour à Royat.

Actuellement, elle monte facilement un étage, plus difficilement
le second. La matité de l'oreillette gauche a diminué, mais celle
du ventricule droit ne s'est guère modifiée. L'état général est satisfaisant.

Dans ce dernier cas le résultat de la cure quoique intéressant, n'a pas été aussi marqué que dans les trois premières observations qui avaient trait à des malades du même âge. Il a persisté ici un degré appréciable de dyspnée et de l'hypertrophie ventriculaire droite. Ce rapprochement montre bien la différence qui existe, au point de vue pronostique, entre le rétrécissement mitral congénital ou de la première enfance, et le rétrécissement mitral qui se constitue chez l'adulte.

En résumé, les malades atteints de rétrécissement mitral pur peuvent être avantageusement traités par les bains carbogazeux, soit à la période d'insuffisance cardiaque simple, soit même au début de la période d'hyposystolie. Mais si l'on veut que les résultats de la cure se maintiennent, il faut veiller à empêcher le retour des causes qui ont troublé l'équilibre maintenu jusqu'alors. Les résultats seront de toutes manières d'autant plus durables que le sujet sera plus jeune. Au voisinage de la ménopause, ils paraissent habituellement moins solides.

Il est certains malades cependant chez lesquels la cure ne donne pas de résultats, ce sont les malades affectés d'un *rétrécissement mitral très serré* et qui, sous l'influence directe de cette lésion, font des accidents pulmonaires avec dilatation et hyposystolie du cœur droit.

Parmi les symptômes qui contre-indiquent encore l'emploi des bains, notons aussi les signes de thromboses auriculaires (*embolies antérieures, cyanose des lèvres, des genoux et des coudes*), et les hémoptysies répétées.

Chez les malades atteints de double lésion mitrale (insuffisance avec rétrécissement), il faut aussi être très prudent dans l'administration des bains, et s'en abstenir lorsque les lésions paraissent profondes et qu'il existe des symptômes d'une insuffisance cardiaque très accusée. Nous avons eu à soigner un cas de ce genre, et la cure n'a pas empêché l'évolution progressive de la décompensation fonctionnelle.

D'une manière générale d'ailleurs, qu'il s'agisse de malades affectés de lésion mitrale double ou de sténose simple, nous pensons que les grandes dilatations du cœur droit, la stase hépatique, l'albuminurie, l'œdème malléolaire contre-indiquent la cure. Le pronostic, dans les états hyposystoliques, est toujours plus sérieux chez les sténosés, que dans les états semblables relevant de l'insuffisance mitrale seule. Il ne faut pas oublier que la lésion sténosante de la valvule mitrale, lésion impossible à modifier, réduit toujours plus ou moins la capacité de travail du cœur. Le cœur reste réglé pour un petit travail, et, comme il est aisé de le comprendre, pour un travail d'autant plus réduit que le rétrécissement est plus serré.

Nous avons vu qu'il y a peu à attendre de la cure lorsque les troubles hyposystoliques et la stase pulmonaire ont apparu sous l'influence d'un degré trop accusé de la sténose. Le pronostic est alors d'autant plus sérieux que les accidents ont été plus précoce. Par contre, lorsque la malade n'a accusé pendant longtemps qu'un degré modéré d'insuffisance cardiaque, même si des troubles plus graves se sont développés tardivement, il y a tout lieu de croire que ces troubles dépendent en grande partie de l'état d'asthénie du myocarde. En pareil cas les bains carbogazeux atténueraient, quelquefois même pourraient effacer presque complètement les symptômes fonctionnels du rétrécissement mitral comme dans certaines des observations que nous venons de voir.

CHAPITRE V

Malades affectés d'une insuffisance aortique par endocardite.

Les indications de la cure carbogazeuse sont assez rares dans l'insuffisance aortique, parce qu'elle est exceptionnellement compliquée d'insuffisance cardiaque (Merklen). Il en est ainsi du moins, chez les malades dont la lésion sigmoïdienne est consécutive à une infection telle que le rhumatisme articulaire aigu ou la fièvre typhoïde, forme clinique qu'il est essentiel de ne pas confondre avec celle, différente au point de vue de la pathogénie comme des indications thérapeutiques, de l'insuffisance aortique consécutive à l'athérome. Nous retrouverons cette dernière forme, et pour le moment présent nous ne nous occuperons que de l'insuffisance aortique par endocardite.

Nous avons eu l'occasion de soigner un certain nombre de malades porteurs d'insuffisance aortique latente, chez lesquels il n'existait comme seul signe caractérisant la lésion qu'un souffle diastolique plus ou moins accusé.

D'autres sujets plus nerveux se plaignaient de palpitations et de troubles nerveux, en grande partie d'origine psychique. Chez ces derniers, les résultats de la cure ont été bons, en ce sens que les troubles nerveux surajoutés ont disparu pour ne reparaître, et atténués, qu'au bout de quelques mois. Chez un de ces derniers malades, une crise articulaire nouvelle, survenant 18 mois après la cure, n'a modifié en rien la lésion restée parfaitement compensée.

Nous n'avons eu à soigner qu'un seul sujet atteint d'insuffisance aortique par endocardite chez lequel il existât des symptômes nets d'insuffisance cardiaque. Les suites de cette cure ont été très bonnes, et ce résultat apparaît comme très intéressant si l'on considère que l'insuffisance aortique décompensée est certainement la forme clinique la plus fâcheuse de l'insuffisance cardiaque. La durée écoulée depuis la cure est malheureusement trop courte encore pour nous permettre de juger de l'avenir du jeune malade.

Obs. XI. — *Insuffisance aortique constituée à l'âge de treize ans, d'origine rhumatismale. Phénomènes d'insuffisance cardiaque avec dilatation du cœur gauche. Décharges uratiques fréquentes.*

Cure très douce. Disparition des troubles fonctionnels, réduction de la dilatation ventriculaire gauche. Résultats maintenus intégralement pendant sept mois, en grande partie encore existants après 10 mois.

Jeune homme de seize ans, ayant eu une première crise de rhuma-

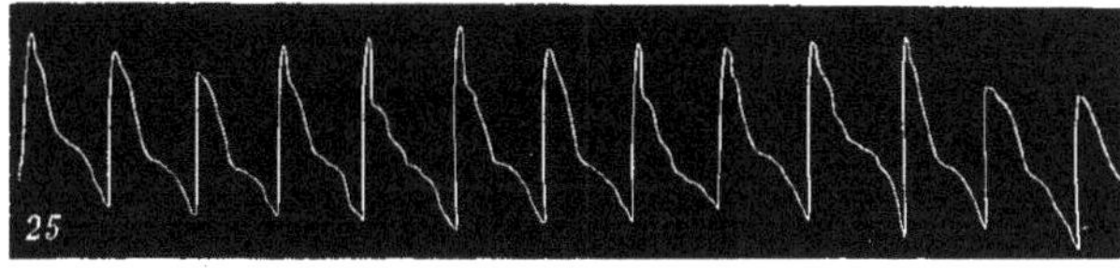

Fig. 23 (Obs. XI). — État d'insuffisance cardiaque chez un jeune malade porteur d'une insuffisance aortique, 14 juillet 1905, avant la cure.

tisme articulaire à l'âge de onze ans, avec un mois de fièvre. Deuxième attaque en 1902, à l'âge de treize ans, moins forte et à l'occasion de laquelle on constate l'existence de la lésion cardiaque. Il garde, après la convalescence, de la fatigue, des palpitations, de l'essoufflement à la montée des pentes et des escaliers.

En mars 1905, se sentait déprimé et fatigué, plus dyspnéique depuis

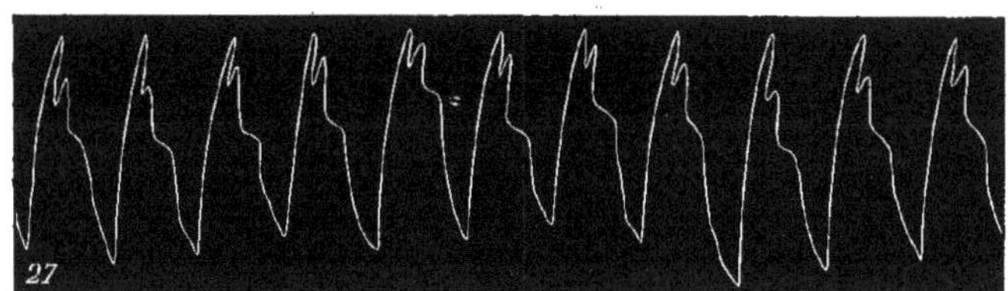

Fig. 24 (Obs. XI). — Le 13 août 1905, après la cure.

quelque temps. Température de 39° pendant quinze jours, sans douleurs articulaires, mais avec palpitations, étouffements et angoisse permanente. Est amélioré par la digitale, mais fait une rechute en mai.

Arrive à Royat le 13 juillet. Asthénie générale, pâleur, tristesse.

3

Se trouve cependant mieux depuis un mois, n'a plus que peu de dyspnée, et peut monter un escalier lentement. Pas de palpitations actuellement. Le pouls est à 108 au repos (voir tracé figure 23). La tension artérielle à 16, capillaire à 13 1/2. Le cœur gauche est dilaté (14 sur 11 matité relative, 9 vertical sur 8 1/2 matité absolue, fig. 25). Le foie n'est pas augmenté. A l'auscultation, souffle diastolique d'insuffisance aortique avec roulement de Flint présystolique. Pas de frottements, quoiqu'ils aient été constatés antérieurement. Il ne semble pas y avoir de symphyse, la pointe se déplace dans les différentes positions du tronc. Double souffle crural de Durozier. Pas d'albumine.

La cure est menée avec lenteur et précaution. Un peu de fatigue

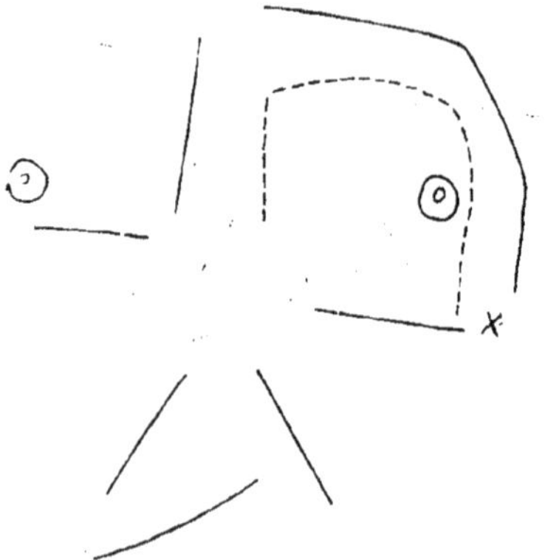

Fig. 25 (Obs. IX). — Matités cardio-hépatiques relative et absolue, le 14 juillet 1905, avant la cure.

après le 4e bain, légère oppression et quelques irrégularités du pouls, qui se dissipent par le repos. Seconde interruption le 25 par une petite angine. Dès ce moment, on constate une diminution notable de la matité cardiaque et le ralentissement du pouls.

Le malade quitte Royat le 13 août après une cure de 20 bains. Disparition complète de la fatigue et des malaises; il n'existe aucun signe d'insuffisance cardiaque, l'appétit est bon. Pouls 76, s'accélérant à 88 au travail (fig. 24). Tension artérielle 19. Diminution du volume du cœur (10 1/2 sur 9 matité relative, 6 sur 6 matité absolue, fig. 26), mêmes signes stéthoscopiques.

A passé ensuite un très bon hiver, et n'a ressenti aucun malaise du côté du cœur jusqu'en février, sans prendre de digitale jusqu'à cette date. Depuis cette époque, a eu à 3 reprises, sous l'influence de poussées de croissance, un peu de fièvre avec accélération du pouls à 120, fatigue générale, le tout se terminant sous l'influence du lit et de la digitale par des décharges uratiques considérables. Entre ces petites crises, l'état cardiaque se maintient bon.

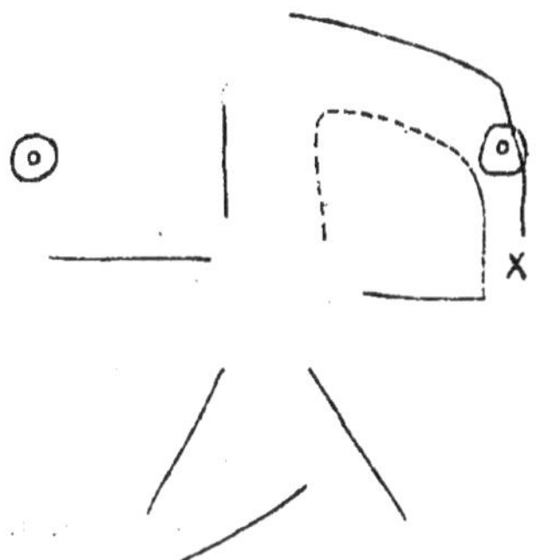

Fig. 26 (Obs. XI). — Matités cardio-hépatiques absolue et relative, le 13 août 1905, après la cure.

Le résultat de cette cure, au total, ne laisse pas d'être satisfaisante, et l'on peut espérer que lorsque la croissance sera achevée, une période stable s'ouvrira pour ce jeune malade. En attendant une ou deux nouvelles cures de Royat pourront lui être encore nécessaires.

Des cas plus nombreux nous montreront sans doute d'une manière plus précise les indications ou les contre-indications des bains chez les malades de ce genre.

CHAPITRE VI

Malades hypertendus sans insuffisance cardiaque.

Avec les malades affectés de lésions valvulaires aortiques, nous avons terminé l'étude des cardiopathes valvulaires purs, et nous allons aborder maintenant l'étude des angéiopathiques purs et en particulier des hypertendus. Il n'est question bien entendu ici que des malades chez lesquels l'hypertension est au moins habituelle ; et les états aigus d'hypertension, tels qu'on les constate dans les coliques de plomb, dans l'éclampsie, dans la néphrite scarlatineuse, restent, comme tous les états aigus cardio-vasculaires, en dehors de cette action thérapeutique.

L'influence hypotensive générale des bains carbogazeux ayant été étudiée précédemment, qu'il nous suffise de rappeler que son point de départ se trouve dans la vaso-dilatation cutanée causée par le bain, et dans l'abaissement de pression qui accompagne cette vaso-dilatation. D'autre part les modifications constatées du côté des rapports urinaires et de l'élimination ne sont sans doute pas étrangères à la prolongation des résultats, pendant les mois qui suivent la cure.

Pour donner plus de précision aux explications qui vont suivre, disons dès maintenant, que nous considérons comme *hypertendu*, *tout malade qui, au repos et 4 à 5 heures après un repas, présente avec l'appareil de Potain une pression artérielle de plus de 18, avec l'appareil de Gärtner une pression capillaire de plus de 14.* Rappelons également qu'il résulte d'expériences poursuivies par l'un de nous pendant deux saisons de Royat, que les bains carbogazeux peuvent, employés à l'exclusion de toute autre thérapeutique, provoquer des abaissements de pression de plusieurs centimètres. C'est ainsi, sans que rien ait été changé aux conditions de vie, d'activité,

et d'alimentation des malades, que nous avons vu, chez un hypertendu présentant des crises angineuses, la cure de bains ramener
la pression artérielle de 24 à 19, la pression capillaire de 15 à 10 1/2.
Chez un autre hypertendu, avec manifestations cérébrales, la pression artérielle a passé dans les mêmes conditions de 22 à 18, la
pression capillaire de 18 1/2 à 12 1/2.

Il nous paraît utile cependant d'associer à la cure de bains,
la cure de boisson (à Royat, nous employons en général la source
Saint-Mart, vu sa forte teneur en lithine) pour activer la diurèse
et faciliter les éliminations. Les hypertendus, comme nous avons
déjà eu l'occasion de le dire, forment le trait d'union entre les deux
spécialisations de Royat : la *spécialisation diathésique* qui vise l'arthritique, et la *spécialisation fonctionnelle*, qui vise le malade en tant
que troublé dans le fonctionnement de son appareil cardio-vasculaire.

L'abaissement de la pression, ne se produit pas chez tous les
malades. Nous avons eu déjà l'occasion de dire que chez 20 à
25 p. 100 de nos hypertendus, l'état de la pression ne s'était pas
modifié. Dans un certain nombre de cas, il s'agissait de malades
présentant un très faible degré d'hypertension; plus rarement
d'hypertendus élevés, et chez lesquels la perméabilité rénale était
très réduite. Par contre, l'abaissement se produit toujours, complet
le plus souvent, chez les hypertendus du jeune âge, issus de souche
goutteuse ou de parents âgés. L'abaissement se produit généralement aussi, chez les hypertendus habituels de l'âge adulte (goutteux, diabétiques gras, urticariens, femmes à l'approche de la
ménopause). Chez ces malades, on peut quelquefois soupçonner,
quoique rarement affirmer, un certain degré d'angio-sclérose périphérique.

De nombreuses modifications accompagnent l'abaissement de la
tension : certaines de ces modifications en sont contemporaines;
d'autres, plus tardives, ne surviennent quelquefois que quelques
semaines après la cure.

Parmi les plus précoces, nous pouvons citer les modifications
des *symptômes vasculaires*, causes ou conséquences de l'hypertension.

Sous l'influence des vaso-dilatations et constrictions qui se
succèdent avec chaque nouveau bain gazeux, le système nerveux

vaso-moteur finit par revenir à un état plus stable, et l'on voit disparaître avec les *brusques crises constrictrices ou dilatatrices*, locales ou générales (Pal), les désordres divers qui en résultaient.

C'est ainsi que nous avons vu chez nos malades s'atténuer et disparaître, pour des mois, *la pâleur de la face, la cryesthésie, la sensation du doigt mort, les engourdissements des membres*; que la peau est redevenue plus colorée, plus moite, que *les radiales se sont élargies*. Chez d'autres malades, surtout des femmes à la ménopause, *les bouffées de chaleur, les gonflements du cou, les battements dans les tempes, les crises sudorales profuses* ont souvent cessé de se reproduire. Chez une dame de 50 ans, *les épistaxis qui se répétaient sans trêve ont disparu complètement pendant dix mois*. Les observations de ce genre ne sont pas rares.

Parfois les troubles sont plus exceptionnels. Un cas curieux est celui d'une dame hypertendue (tension 22) qui présentait tous les hivers des *congestions pulmonaires à répétition*, lesquelles ont disparu avec maints autres troubles vasculaires à la suite de sa cure de Royat l'été dernier. Fin mai 1906, la pression artérielle restait à 18, comme en juin 1905, après sa cure.

D'autres malades sont soulagés de troubles qui se portaient *du côté des centres nerveux*. Nous avons noté, dans plusieurs observations, le retour du sommeil, la disparition des maux de tête, des vertiges; ou encore à la suite de la chute de l'hypertension, une amélioration, transitoire il est vrai, d'états neurasthéniques (céphalée, dyspepsie, obsessions diverses).

Du côté des urines, on constate, chez de nombreux malades, d'importantes éliminations d'acide urique; *la semaine des sables* selon l'expression courante des malades, coïncidait avec le retour de la pression normale. Fait plus important, nous avons vu diminuer, et même dans 4 cas disparaître l'albuminurie. Chez deux de ces malades, l'albumine existait avant la cure à l'état de traces, chez le troisième et le quatrième, elle représentait 10 et 47 centigrammes par litre. Le fait frappant était le parallélisme des courbes entre l'albuminurie et l'hypertension, toutes deux s'abaissant peu à peu au cours de la série des bains, de telle manière qu'il semble difficile de nier une certaine relation entre les deux troubles morbides.

Nous nous occuperons au chapitre suivant des hypertendus dont le cœur commence à fléchir et qui présentent de ce fait des troubles plus ou moins marqués d'insuffisance cardiaque.

Nous verrons alors aussi quelles sont les contre-indications de la cure chez les hypertendus. Notons dès maintenant qu'en cas de coexistence d'un anévrysme de l'aorte, il sera toujours prudent de s'abstenir.

Dans un autre ordre de faits, l'expérience a montré une contre-indication, transitoire, de la cure carbogazeuse. Chez un hypertendu goutteux en imminence d'accès, il ne faut pas donner de bains qui provoqueraient presque infailliblement l'éclosion d'accidents aigus, à Royat du reste, comme en tout autre milieu de cure thermale active.

CHAPITRE VII

Malades hypertendus présentant des signes d'insuffisance cardiaque.

A. — Hypertendus avec lésions valvulaires anciennes.

Il faut envisager d'abord les cardiopathes affectés de lésion valvulaire, et chez lesquels l'hypertension, en augmentant le travail du cœur, rend de jour en jour le maintien de la compensation plus difficile. Nous avons eu à traiter plusieurs malades semblables et dont cette observation résume bien le type clinique.

Obs. XII. — *Insuffisance mitrale; hypertension. Neurasthénie. Insuffisance cardiaque prononcée, cure prolongée à Royat. — Retour de la pression à la normale, grande amélioration des troubles cardiaques et neurasthéniques. Résultats maintenus intégralement trois mois, en grande partie pendant neuf mois. Meurt d'une maladie accidentelle.*

M. X., cinquante et un ans, crise rhumatismale aiguë à quinze ans.

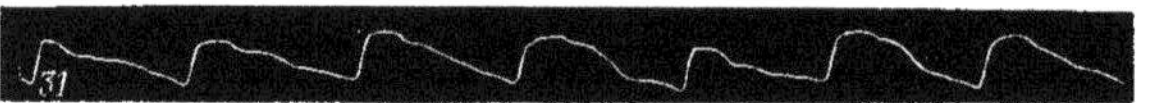

Fig. 27 (Obs. XII). — État d'insuffisance cardiaque chez un mitral hypertendu. Tracé du pouls, le 10 août 1904, avant la cure.

Deuxième crise en 1903. Lésion d'insuffisance mitrale diagnostiquée en janvier 1904, à l'occasion de troubles d'insuffisance cardiaque (dyspnée, dilatation cardiaque, stase pulmonaire). Coexistence avec phénomènes neurasthéniques sérieux.

A son arrivée à Royat, 10 août 1904, se plaignait de dyspnée, de douleurs précordiales. Matité cardiaque absolue 6 1/2 sur 7 vertical; foie 12 sur ligne verticale, sensible à la vésicule; pouls 50 à 70 (fig. 27); *tension artérielle 23*, tension capillaire 15 1/2. Souffle systolique fort à la pointe. Insomnie, douleur en casque, dyspepsie, surexcitation.

Après une cure de six semaines (bains modérément gazeux, cure de terrain) les troubles neurasthéniques avaient à peu près disparu. Il en était de même de la dyspnée et des douleurs précordiales. Cœur 5 sur 5, foie 10 vertical. La tension artérielle était à 17 1/2, la tension capillaire 12 1/2. Tracé du pouls (fig. 28).

Le résultat de la cure a persisté jusqu'au milieu de décembre, époque à laquelle des soucis de divers ordres provoquèrent une recru-

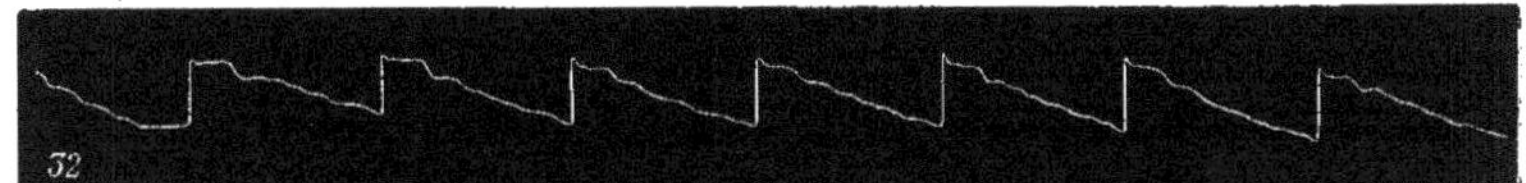

Fig. 28 (Obs. XII). — Tracé du pouls, le 20 septembre 1904, après la cure.

descence de troubles neurasthéniques et de nouveau un peu de dyspnée. En avril 1905, le malade gardait encore une grande partie de l'amélioration de la médication suivie à Royat, et sa pression restait normale à 18 et 12, lorsqu'il mourut d'occlusion intestinale.

B. — TROUBLES CARDIAQUES SECONDAIRES A L'HYPERTENSION.

Nous avons eu à traiter fréquemment l'insuffisance cardiaque chez des hypertendus non porteurs de lésions valvulaires, et chez qui la cause première des phénomènes morbides devait être cherchée surtout dans le surcroît de travail imposé au cœur par l'hypertension. Comme tous les hypertendus, cependant, ne présentent pas de troubles cardiaques, il faut bien admettre, comme cause immédiate des troubles chez ces malades, quelque chose de plus : soit une faiblesse accidentelle du cœur, soit un début de sclérose du myocarde.

Quoi qu'il en soit, les phénomènes d'insuffisance cardiaque liés à l'hypertension se manifestaient sous les apparences les plus différentes selon les malades. Chez certains, il n'existait même pas à proprement parler d'insuffisance cardiaque, mais seulement des phénomènes névrosiques associés.

Chez d'autres, la souffrance cardiaque avait déterminé la production de crises angineuses, forme clinique très spéciale sur laquelle nous ne nous arrêterons pas actuellement, mais que nous étudierons à part dans un prochain chapitre.

Dans la majorité des cas, les premiers symptômes n'étaient autres que les symptômes banaux de l'insuffisance cardiaques, très comparables souvent à ceux que l'on voit chez les porteurs d'insuffisance mitrale. Nos malades se plaignaient de dyspnée d'effort, de palpitations répétées, de plénitude cardiaque. Comme signes physiques, on ne trouvait qu'une légère augmentation de matité, l'élévation de tonalité du 2ᵉ bruit, et l'accélération du pouls après le travail. Dans certains cas tous ces symptômes ont disparu, comme dans l'observation XIII, avec l'abaissement de la tension.

Obs. XIII. — *Hypertension très ancienne et très élevée. Neurasthénie, céphalalgie, obsessions. Insuffisance cardiaque au premier degré. Pas d'insuffisance rénale.*

Cure carbogazeuse. Retour progressif de la tension à la normale ; diminution parallèle des troubles cérébraux. Amélioration fonctionnelle cardiaque.

M. X., soixante-sept ans, goutteux et graveleux, porteur d'hémorroïdes qui ont été fluantes pendant de longues années, mais ont cessé de l'être depuis dix ans. Il a été, il y a trente ans, atteint de troubles neurasthéniques graves qui l'ont obligé à abandonner ses occupations (céphalée continuelle, vertiges, congestion de la face). Il est vraisemblable que l'hypertension existait déjà à cette époque.

Amélioré par le repos et la campagne. Recrudescence des mêmes symptômes en 1895, après la disparition des hémorragies rectales. Hypertension élevée constatée à cette époque pour la première fois. Depuis, les troubles sont revenus irrégulièrement se compliquant ces temps derniers d'obsessions très pénibles. Hypertension à 24 depuis plusieurs années.

A son arrivée à Royat, ces troubles étaient au maximum ; le malade se plaignait de congestion céphalique continuelle l'empêchant de se couvrir la tête et de rester dans une chambre fermée. Extrémités froides d'une façon habituelle. Tension artérielle 24, tension capillaire 20. Intermittences conscientes continuelles ; dyspnée, léger agrandissement de la matité cardiaque, souffle systolique aortique, et deuxième bruit clangoreux.

Digestions défectueuses, constipation. Ni sucre ni albumine, élimination chlorurée normale. Légère anémie.

La tension s'abaisse peu à peu, dès le cinquième bain, et l'état fonctionnel cardiaque s'améliore parallèlement. Diminution progressive des obsessions et des maux de tête. Lorsqu'il quitte Royat, au bout d'un mois, la tension artérielle était à 19, la tension capillaire à 14. L'état du cœur était très satisfaisant. Il en était de même de l'état cérébral ; à ce point de vue le malade ressentait un bien-être très marqué.

Au cours des six mois qui suivirent la cure, les troubles neurasthéniques reparurent, bien que la tension artérielle se soit toujours maintenue au-dessous de 21, alors que précédemment on relevait presque toujours le chiffre de 24. État du cœur resté satisfaisant.

Une autre de nos observations est intéressante en ce qu'elle nous montre la disparition sous l'influence tonique des bains, d'une insuffisance aortique consécutive à la dilatation de l'anneau fibreux devant l'hypertension artérielle. Vaquez a rappelé, pour expliquer la possibilité de ce mécanisme de production de l'insuffisance aortique, les expériences de Hürthle qui a montré, qu'à chaque augmentation de pression d'un centimètre, correspondait une augmentation de capacité de 2 cent. cubes de l'aorte ascendante.

Obs. XIV. — *Accès répétés de goutte et de coliques néphrétiques. Hypertension. Aortite ancienne caractérisée par un souffle systolique à la base. Apparition d'un souffle diastolique à la suite des dernières crises rénales avec dilatation cardiaque légère. — Après la cure, réduction de la matité cardiaque, disparition du souffle diastolique.*

M. X., 53 ans, fièvre typhoïde à 30 ans, depuis laquelle il ressent des intermittences conscientes du pouls. A trente-neuf ans, première attaque de goutte, suivie de plusieurs autres et alternant avec des coliques néphrétiques, suivies de l'expulsion de graviers. Depuis le dernier accès néphrétique, au début de juillet 1905, le cœur est légèrement dilaté, et il existe un double souffle à la base. Le souffle systolique existait depuis longtemps, mais le souffle dias-

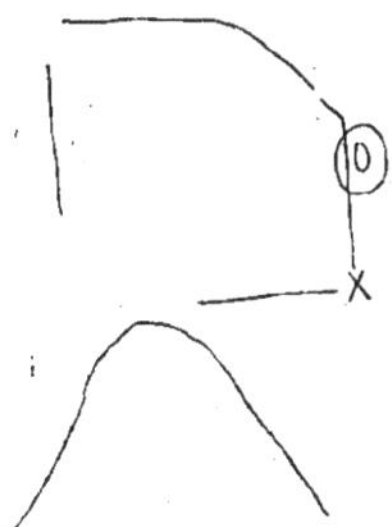

Fig. 29 (Obs. XIII). — État d'insuffisance cardiaque avec souffle d'insuffisance aortique par dilatation chez un hypertendu. Matité cardiaque, le 24 juillet 1905, avant la cure.

tolique, aux dires des deux médecins qui l'ont suivi est d'apparition récente (sans doute produit par la crise hypertensive accompagnant la colique néphrétique). A son arrivée à Royat, le 24 juillet, le malade se trouvait bien, n'éprouvant que peu de dyspnée, et quelques palpitations assez espacées. Le pouls était à 80, il manquait en moyenne une pulsation sur trois, remplacée par une extra-systole perceptible à l'auscultation. Le cœur passe assez facilement à 96. Matité cardiaque absolue, 9 cm. sur 10 transversal (fig. 29); foie 15 sur ligne verticale; double souffle à la base, le souffle diastolique plus léger que le systolique. Tension 19 1/2. Pas d'albumine, mais quelques douleurs de reins par intervalles, suivies d'élimination de sable.

La cure se poursuit sans incidents, avec séries d'éliminations uriques favorisées par la boisson de la source de Saint-Mart.

Le 4 août, le cœur avait diminué, mais le double souffle persistait encore.

Le 13 août, excellent état général, aucun trouble fonctionnel cardiaque. Tension 17 1/2, pouls régulier par intervalles, matité car-

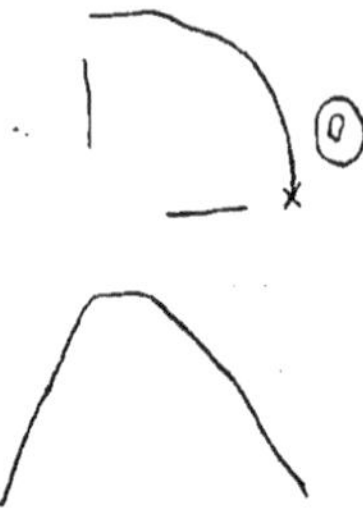

Fig. 30 (Obs. XIII). — Matité cardiaque, le 13 août 1905, après la cure (disparition du souffle diastolique).

diaque 5 1/2 sur 5 (fig. 30). Le souffle systolique persiste. Deuxième bruit un peu sourd, mais pas de souffle diastolique.

Depuis le départ du malade de Royat, nous avons appris que le souffle diastolique n'a reparu qu'en octobre, et seulement par intervalles. L'état fonctionnel cardiaque reste très satisfaisant.

C. — MALADES HYPERTENDUS AVEC AORTITE.

Chez d'autres de nos malades, les troubles causés par l'hypertension artérielle *étaient plus prononcés du côté de l'aorte que du ventricule gauche.* L'aorte, déjà touchée par l'athérome, s'était laissé dilater, en même temps que se manifestaient toute une série de symptômes réflexes ayant pour point de départ l'irritation de l'endartère ou des plexus nerveux périaortiques. Les bains carbogazeux n'ont de raison de succès en pareil cas, qu'*autant que ces phénomènes sont bien sous la dépendance de l'hypertension.* C'est ainsi, que chez une dame qui souffrait depuis dix-huit mois d'une aortite assez sévère, mais dont la pression artérielle était à 16, les résultats de la cure ont été à peu près nuls. Il en fut tout autrement chez la malade dont voici l'observation, et qui présentait avant la cure une forte hypertension.

Obs. XV. — *Aortite datant de deux ans, en voie d'amélioration. Subsistent encore de nombreux troubles réflexes, et une forte hypertension. — Chute de l'hypertension après la cure. Disparition des troubles fonctionnels pendant une année entière.*

Mme X., 40 ans, dyspeptique, nerveuse; depuis deux ans, souffre d'intermittences, de douleurs précordiales, de crises syncopales et de palpitations, surtout nocturnes, troubles accompagnés d'une dilatation aortique qui, à certains moments, a paru inquiétante et a nécessité des cures prolongées de repos au lit.

Lorsque je la vis à Royat, en août 1904, elle était déjà très améliorée, mais elle ressentait encore des palpitations toutes les nuits, souvent des intermittences, de petites crises d'angoisse. Le cœur mesurait 8 centimètres sur 8 (matité absolue). L'aorte dépassait de deux doigts le bord droit du sternum, avec battements très visibles dans le creux sus-claviculaire droit et sus-sternal. Pouls 84, régulier, tension artérielle 24, capillaire 15, pas d'albumine.

Dès les premiers bains, amélioration fonctionnelle très notable, et simultanément baisse de la tension. Au moment du départ la malade ne se plaignait plus que d'intermittences. La tension artérielle était à 19, capillaire 11 1/2. L'aorte semblait avoir diminué sensiblement, parallèlement à la matité cardiaque.

Nous avons appris que la malade avait passé une excellente année, et que ses troubles cardiaques s'étaient réduits à presque rien.

D. — MALADES ANGÉIO-SCLÉREUX HYPERTENDUS.

A un stade plus avancé, lorsqu'il existe déjà un certain degré d'angéio-sclérose, les hypertendus sont encore justiciables de la cure carbogazeuse, au moins dans certaines conditions, mais il existe alors des contre-indications qui méritent que nous nous y arrêtions quelque peu. C'est ainsi qu'un hypertendu accusant des *crises antérieures d'asthme cardiaque ou d'œdème pulmonaire* ne doit pas être baigné, ces crises indiquant un état trop avancé de la sclérose myocardique. Pour ce qui est des attaques d'angine de poitrine, nous verrons tout à l'heure leurs indications et contre-indications spéciales. La présence d'un *anévrysme de l'aorte* est une contre-indication absolue. Enfin la *néphrite interstitielle* nous semble également constituer une condition défavorable, quoi qu'en aient dit Grœdel et Baur qui, en Allemagne, ont rapporté des observations dans lesquelles l'action des bains carbogazeux s'était montrée très utile pour soutenir l'action cardiaque. Pour notre part

lorsque nous avons eu à diriger des malades dont la perméabilité rénale aux chlorures était très compromise, la tension artérielle est restée élevée, et les résultats de la cure ont été en
somme peu encourageants. Nous pensons même, que c'est surtout chez des malades de cet ordre que les bains carbogazeux
risquent d'élever la tension et de provoquer ainsi, soit une hémorragie cérébrale, soit une dilatation cardiaque aiguë. Aussi jugeons-
nous absolument nécessaire de surveiller très attentivement la
tension chez les hypertendus dont le rein paraît suspect, et ne
faut-il pas craindre d'interrompre la cure, si l'on n'obtient pas, à
la suite des premiers bains, un abaissement suffisant.

Exclusion faite de ces conditions cliniques défavorables (dégénérescence trop avancée du myocarde, imperméabilité rénale), nous
avons chez le plus grand nombre de scléreux hypertendus obtenu
des résultats très intéressants (*disparition du souffle systolique de
la pointe dans l'insuffisance mitrale par dilatation, disparition du
bruit de galop*) simultanément à l'atténuation des troubles fonctionnels. Un seul de nos malades (grand hypertendu avec athérome
aortique et double souffle à la base), présentait de *l'œdème périphérique*. Cet œdème a à peu près disparu pendant le séjour à
Royat, mais pour reparaître deux mois plus tard. N'ayant observé
que ce seul cas, nous ne saurions dire si la présence d'œdème chez
un hypertendu constitue ou non une contre-indication de la cure.

La surveillance minutieuse, journalière, du malade, en pareil
cas, nous paraît rigoureusement nécessaire, comme d'ailleurs
chez tous les hypertendus artérioscléreux, de manière à pouvoir
arrêter les bains, s'il est prouvé que la tension, au lieu de s'abaisser,
présente au contraire une tendance à l'augmentation. Dans ces
conditions de prudence, nous pensons d'ailleurs, comme nous l'ont
montré plusieurs de nos clients, que, si leur tension s'abaisse, les
malades peuvent retirer de la cure un bénéfice souvent très appréciable.

CHAPITRE VIII

Malades affectés d'angines de poitrine.

L'un de nous disait, il y a de cela vingt-trois ans [1], que dans les
accès d'angine de poitrine, il fallait savoir ne chercher qu'un pur
syndrome, et il ajoutait : « C'est moins l'angor qu'il faut étudier
que l'angineux ». C'est encore l'avis actuel de beaucoup de cardio-
logues ; nous pourrions citer à ce propos l'avis d'André Petit et de
Pierre Merklen, que l'angine de poitrine n'est pas une entité mor-
bide toujours semblable à elle-même, mais seulement un syndrome,
et qu'il faut différencier les angineux d'après leurs allures cliniques, et la pathogénie spéciale des accidents observés chez chacun
d'eux. La thérapeutique ne laisse pas que d'obéir aux mêmes lois, et
pour ce qui est de l'indication des bains carbogazeux, chacune *des
espèces* d'angineux est à examiner en particulier, en tenant compte
de l'âge, de l'étiologie, de l'état du cœur, des vaisseaux et des
reins.

Nous mettrons tout d'abord à part les *faux angineux*, c'est-à-
dire les malades dont les accès surviennent spontanément, sans
être provoqués par l'effort ou par l'augmentation du travail
cardiaque. Ces malades sont souvent des hystériques ou de grands
nerveux plus ou moins entachés d'arthritisme. Chez eux, les accès
d'angines alternent souvent avec des crises d'asthme ou des poussées urticariennes. Chez ces malades, comme chez tous les névrosés
du cœur, le traitement moral est l'élément principal du traitement,
lequel est d'autant plus efficace que le médecin inspire davantage
confiance à son malade. La cure carbogazeuse est utile, comme
moyen adjuvant, par le coup de fouet qu'elle donne au système

1. L. Landouzy, De l'angine de poitrine envisagée comme symptôme et dans
ses rapports avec le nervosisme arthritique (*Progrès médical*, 1883).

nerveux et le mieux-être général qu'elle détermine dans l'éco-
nomie tout entière.

Certaines angines de poitrine sont secondaires à des troubles
gastro-intestinaux. La caractéristique des crises est alors de se
produire quelque temps après le repas, chez d'anciens dyspep-
tiques, à l'occasion d'une digestion difficile, et habituellement
sans effort provocateur. L'indication primordiale est ici de soigner
l'estomac, mais il existe souvent chez ces malades un certain degré
d'insuffisance cardiaque au moins momentanée, accidentelle
comme la cause occasionnelle, et pour laquelle la cure carbogazeuse sera très utile en seconde ligne. Nous avons eu l'occasion
de traiter deux malades de ce genre, très améliorés déjà par la dié-
tétique, et chez lesquels la cure a fait disparaître les petites crises
qui persistaient. Pour ces malades, comme pour les précédents,
les bains doivent être donnés progressivement très gazeux, et de
plus en plus frais.

Négligeant plusieurs autres variétés, et ne nous arrêtant qu'à
celles que nous avons eu l'occasion d'observer, nous arrivons
maintenant aux angineux *dont les crises sont provoquées par l'effort,
par l'augmentation du travail du cœur.* Huchard a bien montré la
grande valeur de ce signe clinique qu'il considère comme caractéristique de l'angor vraie. L'angor vraie d'après Potain, G. Sée, et
Huchard, celle dont on meurt, est due à l'ischémie du myocarde,
elle-même sous la dépendance de l'état athéromateux ou du rétrécissement des artères coronaires. *Les malades chez lesquels il existe
d'une manière non douteuse des lésions des coronaires ne sont, à aucun
degré justiciables de la cure carbogazeuse.* Mais il existe, en clinique,
un certain nombre de malades dont les crises angineuses sont
provoquées par l'effort, et qui cependant ne possèdent pas, selon
toute vraisemblance, de coronarite. C'est ainsi que la coronarite
est douteuse, le plus souvent, dans les crises angineuses qui surviennent dans l'insuffisance aortique d'origine rhumatismale, ou
comme principal symptôme des dilatations aiguës du cœur par
surmenage physique ou des dilatations aiguës de certaines maladies infectieuses.

Pierre Merklen a cherché à expliquer ces formes angineuses par
la distension du muscle cardiaque. Le terme « distension » indique
cet état du muscle creux qui commence à se laisser dilater par la

pression intérieure et qui résiste à cette dilatation. La douleur serait causée par les tiraillements des extrémités nerveuses intra-musculaires. Il est possible même que chez certains sujets, la coronarite agisse principalement, non par le rétrécissement de la lumière du vaisseau, mais comme cause prédisposante de la dis-tension du myocarde. Cette théorie s'appuie sur ce fait d'obser-vation, que les causes provocatrices de l'accès sont celles qui augmentent le travail du cœur, et sur les bons effets des médica-ments toni-cardiaques chez certains angineux.

Il est cependant des malades chez lesquels les toni-cardiaques ne parviennent pas à enrayer les accès. La cause doit en être cherchée alors, le plus souvent, dans la coexistence d'une forte hypertension. En analysant les symptômes, on se rend compte facilement de ce fait, que la faiblesse cardiaque chez ces malades est surtout secondaire à l'hypertension. L'échec de la médication pharmaceutique se comprend alors. Par contre, les bains, par leur double action hypotensive et toni-cardiaque, remplissent les véri-tables indications.

A. — CRISES ANGINEUSES PAR HYPERTENSION.

C'est ainsi que chez le premier des malades dont les observa-tions suivent, la spartéine étant restée sans action sur les crises, le succès des bains carbogazeux fut, par contre, éclatant.

Obs. XVI. — *Hypertension, glycosurie intermittente, entéro-colite à forme douloureuse, le tout s'étant manifesté à la suite d'une grippe grave. Crises angi-neuses provoquées exclusivement par les efforts et la fatigue, avec troubles périphériques vaso-constrictifs. Tension artérielle très élevée.*

Cure carbogazeuse à Royat, 1904; abaissement progressif de la pression pendant la cure; disparition des troubles vasculaires et des crises angineuses après la fin de la cure. Résultats maintenus intégralement pendant qua-torze mois.

M. X., 50 ans, Parisien très occupé et soumis depuis de longues années à un surmenage continuel. La santé générale s'était main-tenue satisfaisante jusqu'en 1889, époque où survint une grippe très grave, dont la période aiguë dura environ six semaines, mais dont la convalescence se prolongea plus de six mois. Toute cette dernière période fut marquée par des menaces perpétuelles de syncopes. En même temps s'installèrent des troubles gastro-intestinaux, ayant abouti au syndrome clinique de l'entérite muco-membraneuse, caractérisé spécialement ici par l'élément douleur.

En 1895, apparition, pour la première fois, d'un certain degré de glycosurie intermittente.

En 1899, on constate une tension artérielle élevée, mais tout porte à croire que cette hypertension devait exister depuis plusieurs années. C'est à cette date aussi que le malade commença à éprouver, d'abord à longs intervalles, à la suite d'excursions en montagne, puis de plus en plus fréquemment, des douleurs angineuses encore réduites à une simple sensation de griffe rétrosternale, sans angoisse ni irradiation dans les bras. Dans le courant de 1903, cette sensation s'accentua et se manifesta à chaque fois que notre client était obligé de monter un escalier un peu raide ou de marcher contre le vent. En décembre de cette même année, à la suite de fatigues professionnelles prolongées, il fut pris en pleine rue d'une crise typique avec douleur atroce irradiée dans le bras gauche et angoisse profonde. Pendant quinze jours, les crises se succèdent, presque subintrantes. Malgré une amélioration notable par le repos, elles ne cessèrent de se répéter à toute cause occasionnelle jusqu'en août 1904. Il essaya successivement sans résultat appréciable les iodures, la trinitrine, l'application précordiale de pointes de feu, la spartéine, sans abandonner un régime très sévère. Le 20 août 1904, il vint à Royat essayer l'action des bains carbogazeux.

Les *crises angineuses* survenaient, quelquefois frustes, quelquefois complètes, à la moindre fatigue, *au moindre surcroît de travail cardiaque*. Le fait de marcher, de suite après les repas, même en terrain plat, ou de monter une pente même peu inclinée, l'ascension d'un ou de deux étages, l'impression du froid sur la poitrine, suffisaient à provoquer l'apparition d'une gêne rétrosternale d'abord légère, puis accrue et qui forçait le malade à écarter instinctivement ses vêtements. S'il s'arrêtait, la douleur s'effaçait peu à peu; mais voulait-il continuer, la grande crise survenait aussitôt, très douloureuse, très pénible, pouvant se prolonger une heure et plus. Seules, ces grandes crises s'accompagnaient d'irradiation dans le bras gauche. Jamais de crise nocturne, sauf une fois, à l'occasion d'une indigestion.

Les *crises angineuses coïncidaient régulièrement avec des troubles spéciaux de la circulation périphérique*. En même temps que la douleur commençait à se manifester, la face pâlissait, devenait livide même au moment des grandes souffrances. Ces renseignements nous permettent de penser d'une façon à peu près certaine que l'hypertension devait redoubler à ce moment par suite du spasme périphérique. Une fois le malade au repos, au bout d'un temps d'autant plus long que l'effort avait été plus prolongé, le visage se recolorait, en même temps que la douleur s'effaçait peu à peu.

D'autres phénomènes vaso-constrictifs se produisaient aussi du côté des extrémités avec la plus grande facilité; les mains et les pieds étaient le plus souvent refroidis, pâles, comme engourdis.

Après les repas, phénomènes habituels de congestion de la face et des oreilles, avec accélération du pouls à 120, pendant une demi-heure ou une heure. Quelquefois aussi, pendant des heures entières, le malade ressentait des battements dans les tempes, ou lorsqu'il était couché, de longues séries d'intermittences cardiaques. Tous ces phénomènes s'exagéraient chaque fois qu'il dépassait l'altitude de 700 mètres, ou à Paris même, lorsqu'il s'était quelque peu fatigué.

Du côté du cœur, la matité n'était pas augmentée, mais nous n'eûmes jamais l'occasion de la rechercher pendant les crises. Second bruit aortique très accentué. Enfin, au niveau des deux premiers espaces intercostaux, un certain degré d'hyperalgésie cutanée permanente.

La tension artérielle, la première fois que nous examinâmes le malade, à cinq heures du soir, était de 21 1/2. La tension capillaire, 18 1/2. Au cours des derniers mois, cette tension avait été trouvée, par divers médecins, au sphygmomanomètre de Potain, variant de 25 à 18 1/2. *Après quatre jours de repos complet, à Royat*, les chiffres du premier jour ne s'étaient pas modifiés.

Foie légèrement gros, fonctions digestives, malgré un régime très sévère, restant mauvaises (lourdeur et ballonnement pendant les deux heures qui suivaient les repas); selles mélangées de mucosités d'une manière habituelle, mais sans véritables membranes. Beaucoup de douleurs abdominales, que seuls soulageaient les lavages intestinaux réguliers. Point douloureux permanent à l'angle gauche du côlon. Les urines contenaient du sucre, mais seulement pendant les périodes digestives, habituellement de 0,50 à 1 gramme par vingt-quatre heures, et lors de la dernière analyse, 3 gr. 66. Le malade se plaignait parfois de sécheresse de la bouche et de soif. Pas d'albumine, pas de polyurie. État général relativement assez bon. Pas d'amaigrissement. Fatigue générale prononcée; quelques symptômes d'ordre neurasthénique, qu'expliquaient les souffrances du malade, et les soucis que lui causait la gêne apportée à l'exercice de sa profession.

Après quatre jours de repos complet, le malade prit son premier bain, très faiblement gazeux. L'effet immédiat du bain se traduisit par un ralentissement du pouls avec abaissement de 2 centimètres de la pression. Jusqu'au 20 septembre, il prit en tout vingt bains, progressivement gazeux, jamais plus froids que 33°. Pendant cette période, le malade fut à maintes reprises troublé par des préoccupations et par de fréquentes crises douloureuses intestinales. Pas de modification du régime alimentaire.

Malgré le repos physique complet, les palpitations et les intermittences persistèrent; il survint même quelques crises ébauchées lorsque le malade, se croyant plus fort, voulut essayer quelques excursions à pied. *Mais la tension artérielle ne cessait de s'abaisser peu à peu.* Le 27 août, elle était à 20 (Potain), à 15 (Gärtner) : le 4 septembre, ces chiffres s'abaissent — dans le bain — à 13 et à 12. Au départ, depuis plusieurs jours, le Potain marquait entre 17 et 18, le Gärtner entre 12 et 13 1/2. Les urines ne contenaient pas de sucre.

En quittant Royat, le malade se rendit à la campagne, où il fut obligé, par une recrudescence d'entérite, de passer au lit une huitaine de jours, après lesquels il rentra à Paris.

Le 8 janvier 1905, l'état cardio-vasculaire était amélioré dans des proportions très considérables. Les palpitations, l'accélération cardiaque après les repas, les battements et congestions céphaliques, avaient complètement disparu. Il n'y avait plus d'hyperalgésie présternale. Les douleurs angineuses, complètement absentes pendant plus de trois mois, n'avaient reparu que deux fois à peine ébauchées, et le malade pouvait faire à pied des promenades moyennes, monter même les escaliers sans être gêné. La pression artérielle était à 17 1/2 (Potain), 14 (Gärtner). Seul, l'état intestinal restait mauvais. Une petite quantité de sucre avait reparu, à la suite du régime trop riche en féculents.

Dans le courant de l'été 1905 l'état cardio-vasculaire persistant à être très bon, le malade, préoccupé plus particulièrement de son entérite, se rendit à Plombières.

Nous l'avons revu en mai 1906 : *depuis novembre 1905*, les douleurs rétrosternales reparaissent quelquefois quand le malade se fatigue. La tension artérielle marque 18 1/2 (Potain) et 15 1/2 (Gärtner). Au total, les effets de la cure carbogazeuse se sont maintenus intégralement quatorze mois, sans être encore à l'heure actuelle complètement épuisés.

Il ne semble pas possible de soutenir, chez ce malade, le diagnostic de fausse angine : l'hyperesthésie cutanée, notée au niveau des deux premiers espaces intercostaux, ne doit pas en imposer, si l'on se souvient que toutes les crises, chez ce malade, étaient provoquées uniquement et constamment par l'effort. Jamais, sauf un jour d'indigestion, il n'y eut de crise nocturne. Il ne s'agit pas non plus d'angor gastro-intestinale, car, dans cette forme, la crise se produit généralement après les repas, au repos. Nous avons vu d'ailleurs, qu'après la suppression des crises, l'état intestinal a continué à être comme auparavant, très peu satisfaisant.

L'observation suivante (XVII) présente des caractères très semblables. Faiblesse cardiaque peu marquée, phénomènes vasoconstrictifs au maximum. La première crise, la plus nette, a été provoquée par un violent effort des deux bras. Ici aussi, sous l'influence des bains, chute de l'hypertersion et tonification du myocarde.

Ces deux malades rentrent assez bien dans le cadre des *angines vaso-motrices* décrites par Nothnagel et von Basch, et qui sont provoquées chez des nerveux d'âge moyen, chaque fois que se produit chez eux un spasme périphérique généralisé et intense. On observe alors, comme phénomènes précurseurs de l'attaque, l'engourdissement des membres et la pâleur de la face ; puis survient l'accélération et quelquefois l'irrégularié du pouls en même temps que la douleur cardiaque. La plupart de ces caractères se retrouvent dans l'histoire des malades XVI et XVII.

Obs. XVII. — M. X., *52 ans, vie très active avec abus de table, de boisson, de tabac, jusqu'à ces temps derniers. Hypertension très accusée, manifestations vaso-constrictrices périphériques depuis quelques années. Grande crise d'angor en juin 1905, à l'occasion d'un violent effort des deux bras. Trois crises consécutives moins graves.*

Cure à Royat, août 1905 ; chute progressive de la tension artérielle. Disparition des troubles vasculaires et des crises angineuses, résultat persistant au bout de dix mois.

M. X., 52 ans, fils d'un père mort à cinquante-six ans d'hémorragie cérébrale. Plusieurs cas, du côté maternel, d'hémorragie cérébrale, de diabète. M. X. a mené jusqu'à ces temps derniers, une vie très large, faisant beaucoup d'exercices physiques, faisant de forts repas, buvant beaucoup, fumant énormément. Depuis six ans, le visage est habituellement congestionné ; pouls fort, tendu, fréquents engourdissements des extrémités. Depuis deux ou trois ans, son estomac est moins bon ; à plusieurs reprises crampes douloureuses avant les repas ; constipation habituelle, coupée par intervalles de crises diarrhéiques. En juin 1905, faisant un grand effort pour lever les deux bras, et raccrocher un store très lourd, M. X. ressentit brusquement au cœur une douleur extrêmement violente, localisée à la région sternale-moyenne. Pendant un quart d'heure il resta immobile, demi-penché sur une chaise, avec une profonde angoisse. Depuis cette alerte, il ne fume plus, mais ses habitudes de table furent relativement peu modifiées, jusqu'à la seconde crise. Celle-ci survint au milieu de juillet, à la suite de grandes fatigues, un soir après dîner, alors qu'il marchait au bord de la mer. La douleur fut au second plan, mais le malade eut la sensation d'être immobilisé, les membres coupés à leurs racines. Le *pouls était tendu et irrégulier*, comme put le constater son médecin qui l'accompagnait à ce moment. Il rentra péniblement chez lui, et la nuit s'acheva sans nouvel accident. Troisième et quatrième crises semblables, la dernière plus fruste, le 1er et le 8 août. Depuis la crise de juillet, il suivait un régime lacto-végétarien, et prenait régulièrement du bromure et de la trinitrine.

Il vint à Royat le 9 août 1905. C'était un homme grand, très vigoureux, mais sentant cependant, depuis ses crises, ses forces diminuer.

Au cœur, matité un peu forte (7 cm. sur 7, matité absolue). Accentuation du deuxième bruit aortique. Pas de bruit de galop. Le malade n'accuse ni dyspnée, ni palpitation. Pouls régulier à 76 au repos, passant facilement à 84. Tension artérielle 24, tension capillaire 15. Poussées congestives fréquentes à la face, battements auriculairés, et par moments sensations pénibles d'engourdissement dans les extrémités, particulièrement le matin, au réveil.

Langue un peu chargée, foie gros. Pas d'albumine, perméabilité rénale aux chlorures parfaite. Diurèse, 1 500 grammes. Pas de sucre.

Le premier bain, à 33° 1/2, s'accompagne d'un abaissement très marqué de la pression. Repos complet, coupé seulement de quelques promenades d'automobile. Continuation du régime suivi depuis le 15 juillet.

Le 13 août, se sent très bien; tension à 20 (au Potain), à 13 (au Gärtner), quelques heures après le bain.

Le 14 fatigué, quelques sensations pénibles dans le bras gauche.

Le 18, la situation est bonne, il passe aux bains plus gazeux.

Le 31 août, il quitte Royat après une cure de 19 bains. Pendant toute la seconde moitié de la cure, la diurèse a été très abondante. Tension artérielle à 19, capillaire à 10 1/2 depuis le début de la dernière semaine; pouls 80. La matité cardiaque a diminué d'un bon centimètre dans chaque dimension. Le second bruit aortique est plus près de la tonalité normale. Depuis le 14 août, le malade n'a plus ressenti aucun malaise d'ordre circulatoire. Seuls subsistent les troubles digestifs.

En juin 1906, le malade continuait à se bien porter. Il n'avait plus ressenti aucun trouble circulatoire, ni subi aucune crise angineuse. La tension artérielle restait normale.

B. — CRISES ANGINEUSES PAR INSUFFISANCE CARDIAQUE.

Deux autres angineux que nous avons eu à soigner à Royat et qui ont également bénéficié beaucoup de leur cure, présentaient, par contre, un type tout à fait différent. Leur seul trait de ressemblance, avec les deux malades que nous venons de voir, était l'hypertension. D'autre part, il s'agissait de malades plus âgés et chez lesquels *l'état de faiblesse cardiaque se trouvait au premier plan.* Voici le résumé de leur histoire clinique.

Obs. XVIII. — *55 ans. Léger degré d'insuffisance cardiaque depuis cinq ans. Première grande crise d'angine en février 1905, à l'occasion d'une marche contre le vent. Deux grandes crises ultérieures nocturnes. État hypo-*

systolique amélioré par le repos et le régime; légère récidive à la suite de fatigues en juillet.

Cure à Royat en août 1905. Hypertension; dilatation cardiaque; quelques ébauches de crises à l'effort, pas d'insuffisance rénale. Retour de la pression et des dimensions cardiaques à la normale. Pas de nouvelles crises angineuses au bout de huit mois.

55 ans; a toujours joui d'une excellente santé jusqu'à la cinquantaine. Il eut alors une congestion pulmonaire double, et depuis, chaque hiver ramena chez lui des séries de bronchites. Depuis quelques années, il ressentait pendant la marche en montagne une impression désagréable dans la région thoracique supérieure, et il avait dû à peu près renoncer à ce sport. En dehors de ce trouble et de sa susceptibilité pulmonaire, il n'avait jamais rien ressenti du côté du cœur. Il menait à Paris une vie très active.

Première crise d'angine de poitrine en février 1905, alors qu'il marchait assez vite; luttant contre le vent, il ressentit à la partie supérieure du sternum, une douleur « effroyable », avec brûlure de la gorge et paralysie du bras gauche. En même temps, sensation d'angoisse profonde. Le cœur battait fort. Au bout de quelques minutes, tous ces symptômes disparurent. Il put rentrer chez lui en fiacre.

Deux ou trois jours plus tard, il fut réveillé vers une heure du matin par une angoisse extrême avec douleur précordiale comme à la première attaque. Extrémités froides, transpiration sur tout le corps, irrégularités du pouls. Reste accroupi sur son lit une quinzaine de minutes, et jusqu'au matin sur son séant, oppressé, sans pouvoir se rendormir. Le lendemain, même crise vers les onze heures du soir, plus violente, suivie d'une nuit entière d'oppression et de malaise.

Le médecin appelé le trouva en état d'hyposystolie, avec le foie gros, douloureux au lobe gauche; le cœur très dilaté, le pouls irrégulier. L'estomac était dilaté, et l'interrogatoire montrait que les fonctions digestives s'effectuaient mal depuis plusieurs années (gonflements après les repas, vomissements bilieux le matin, constipation).

Le repos au lit pendant une semaine, les émissions sanguines sur le foie, le régime lacté absolu, l'iodure de sodium remirent les choses en ordre. Au bout d'un mois de repos et de lait, les occupations furent reprises progressivement, et un régime sévère végétarien fut ordonné, la viande permise à midi, après quelques semaines. Dans ces conditions, les crises ne se renouvelèrent pas. Cependant, dans le milieu de juillet, période de surmenage professionnel, le malade ressentit de nouveau, à la montée des pentes, derrière le sternum et dans le bras gauche, des sensations pénibles. En même temps, le cœur se dilata de nouveau quelque peu.

Arrivé à Royat le 2 août 1905, le malade suivait toujours le même régime alimentaire, et prenait régulièrement de l'iodure. Nuits excellentes, digestions bonnes. Quelques douleurs rhumatismales.

: Certain degré d'emphysème, mais pas de bronchite depuis le début du traitement cardiaque. Rien dans les urines.

Troubles fonctionnels cardiaques réduits au minimum. Très peu de dyspnée de pente, pas de dyspnée de décubitus. Jamais de palpita-

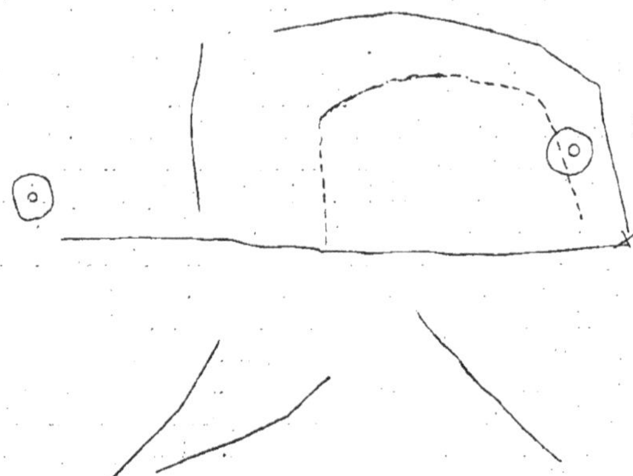

Fig. 31 (Obs. XVIII). — Angine de poitrine avec dilatation cardiaque. Matités cardio-hépatiques relative et absolue, le 2 août 1905, avant la cure.

tions. Pas de douleurs ni de brûlure rétrosternales, mais encore quelquefois lorsqu'il marchait contre le vent, une sensation d'engourdissement dans le bras gauche.

Cœur très dilaté (fig. 31) : matité relative, 20 cm. transversal sur 12 ; matité absolue, 12 sur 9. Pointe à 1 centimètre en dehors de la ligne mamelonnaire. Premier bruit faible et légèrement soufflant. Le second

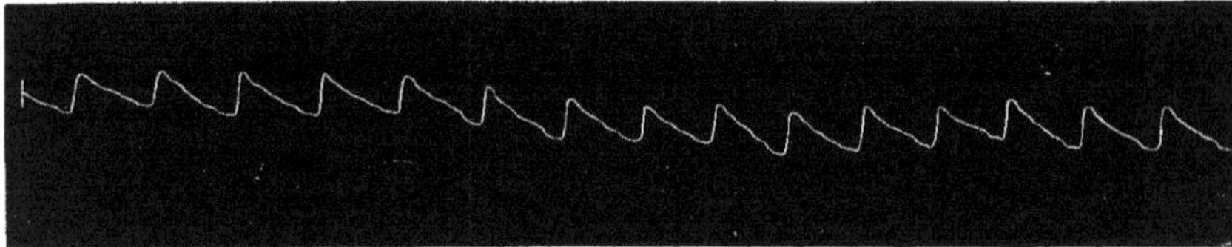

Fig. 32 (Obs. XVIII). — Angine de poitrine avec dilatation cardiaque. Tracé du pouls, le 2 août 1905, avant la cure.

bruit est clangoreux. Pas de tension des jugulaires. Le foie n'est pas douloureux, 9 1/2 vertical. Le pouls est régulier, mais les pulsations n'ont pas toujours absolument la même durée (fig. 32). Tension artérielle, 21 1/2 (Potain) et 17 (Gärtner).

Premier bain peu gazeux à 33° 1/2. La pression s'abaisse pendant ce bain de 4 centimètres. Pendant toute la cure, pas de médicaments, continuation du même régime alimentaire.

Le 6 août, matité cardiaque déjà sensiblement réduite; la pression artérielle reste à 22, mais la pression capillaire s'abaisse à 14. Le malade avait ressenti pendant les deux premiers jours quelques malaises, particulièrement la sensation d'un engourdissement du bras en gravissant un sentier en pente.

Le 27 août, il a pris 21 bains progressivement gazeux. L'état fonc-

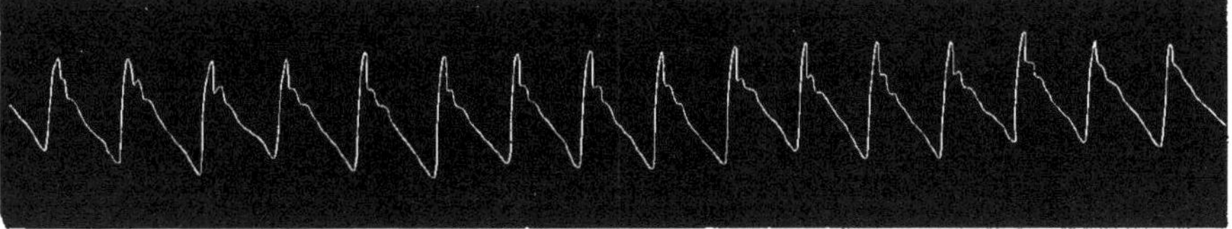

Fig. 33 (Obs. XVIII). — Tracé du pouls le 27 août, après la cure.

tionnel est excellent; pouls à 86, s'élevant seulement à 92 après une marche rapide, très régulier (fig. 33); pression, 20 (Potain), 13 1/2 (Gärtner). Au cœur, le deuxième bruit reste clangoreux. Le souffle mitral est net, renforcé. Matité cardiaque (13 1/2 sur 9 relative, et 8 sur 6 1/2 absolue, fig. 34). Pointe à 1 centimètre environ en dedans

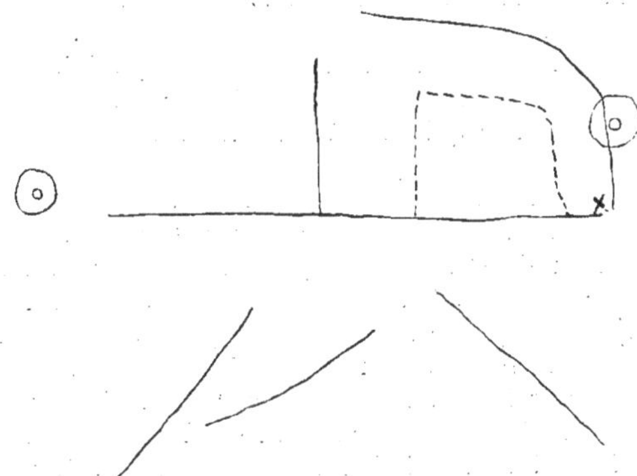

Fig. 34 (Obs. XVIII). — Angine de poitrine avec dilatation cardiaque. Matités cardio-hépatiques relative et absolue, le 27 août 1905, après la cure.

du mamelon. Rien à signaler du côté du foie, des reins, du poumon. État du tube digestif satisfaisant.

En avril 1906 l'état du malade est toujours satisfaisant. Malgré la reprise des occupations, il n'y a plus eu de troubles cardiaques pendant tout l'hiver. Seulement un peu de fatigue et de dyspnée transitoires vers le commencement d'avril. La tension reste à 18.

Obs. XIX. — *69 ans. Crises angineuses aux efforts, se répétant fréquem-*

ment depuis trois ans et six mois. Insuffisance cardiaque prononcée. Pas d'insuffisance rénale.

Cure à Royat, juillet et août 1905. Hypertension modérée, grande dilatation cardiaque, bruit de galop. Diminution considérable de la dyspnée, de la matité cardiaque; disparition du bruit de galop et des crises angineuses. Persistance des résultats intégralement pendant six mois.

M. X..., 69 ans, se présente à notre consultation le 10 juillet 1905. Il souffre depuis trois ans et demi de crises angineuses, la première l'ayant pris brusquement en pleine rue, un jour de vent, par une douleur extrêmement vive dans les deux bras, mais surtout à gauche, douleur qui gagna ensuite la poitrine en étau, et descendit enfin au creux épigastrique. Cette douleur s'accompagnait de dyspnée et d'accélération du pouls à 120. A la suite de ce premier accès, pendant trois ou quatre mois, les crises se répétèrent presque quotidiennement, à l'occasion d'efforts, de marche en côte ou contre le vent, de l'ascension d'un escalier, d'une promenade après un repas. Plus tard, elles s'espacèrent, mais sans jamais disparaître pendant une période de quelque durée.

Ces crises étaient de deux sortes: Le malade décrivait d'abord de grandes crises, assez rares, et qui ne se produisaient guère qu'à l'occasion d'une marche fatigante, débutant toujours par le bras gauche et extrêmement pénibles (dernières crises semblables au 16 mars et au 19 avril). Beaucoup plus fréquentes, presque quotidiennes, étaient les petites crises, qui ne débutaient jamais par le bras, mais par une sensation rétrosternale qui descendait vers la fin de l'accès au creux épigastrique.

La dyspnée était constante, à la moindre montée; ascension des escaliers extrêmement pénible. Le malade accusait aussi de la dyspnée en se mettant au lit, et il dormait presqu'assis. Oppression aussi le matin au lever, et persistant, avec des vertiges, jusqu'à la fin de la toilette; palpitations plus rares, survenant quelquefois en salves, avec de la tachycardie. Bronchites à répétition tous les hivers.

Au début des accidents, le malade avait été maintenu au régime lacté, absolu tout d'abord, puis mitigé. Actuellement, il prenait de la viande blanche à midi. Interdiction de tabac et du café, et, par périodes, cures d'iodure, de trinitrine. Pendant les grandes crises, il inhalait du nitrite d'amyle, et aux petites crises, absorbait des capsules de valérianate d'amyle.

A l'examen de l'appareil circulatoire, cœur assez volumineux (matité absolue 9 1/2 cm. vertical, sur 8, fig. 35); pouls régulier à 86 au repos, mais le moindre travail physique l'amenait à 96. Tension artérielle à 22 au Potain au repos, tombant à 19 après un léger effort; tension capillaire 14. A l'auscultation, 2e bruit aortique très clangoreux et bruit de galop tout à fait net.

Foie non douloureux, 10 cm. vertical. Pas de tension des jugulaires. Rien du côté des poumons. Pas de sucre ni d'albumine; *per-*

méabilité aux chlorures normales. Digestions ordinairement bonnes, un peu de constipation. L'entourage du malade note depuis quelques années une légère diminution de la mémoire.

Quoique fort émotionné, le malade supporte fort bien le 1er bain jusqu'à la ceinture, 33 1/2, eau dormante pendant 10 minutes. Pas de

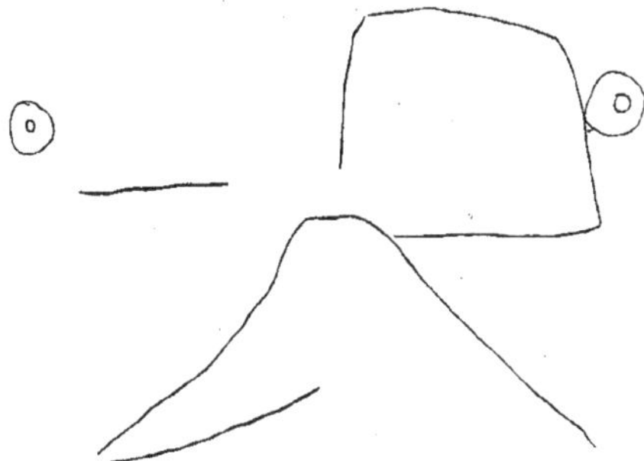

Fig. 35 (Obs. XIX). — Angine de poitrine avec insuffisance cardiaque. Matité cardio-hépatique absolue, le 10 juillet 1905, avant la cure.

dyspnée, rubéfaction cutanée marquée avec une baisse modérée de la tension.

Le 19 juillet, après 5 bains dans les mêmes conditions, le malade se sent bien ; la dyspnée tend à diminuer ; pas de palpitations ; il ne s'est

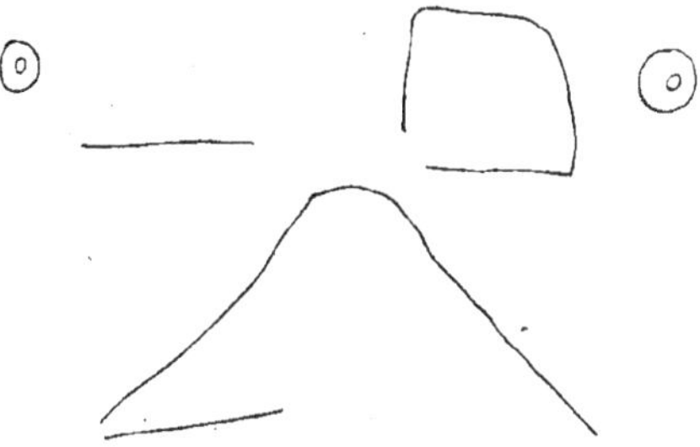

Fig. 36 (Obs. XIX). — Matité cardio-hépatique absolue, le 23 août 1905, après la cure.

produit qu'une seule petite crise ; tension quelques heures après le bain, à 15 1/2 au Potain, à 10 au Gärtner.

Le 23 juillet, après le 8e bain, il se sent fatigué, il a des palpitations, et une crise fruste qui a par exception débuté par le bras gauche. Il existe aussi quelques troubles digestifs.

Après quelques journées de repos, la cure est reprise. Le 3 août, après le 14e bain, le malade se sent très amélioré ; l'essoufflement a beaucoup diminué ; le bruit de galop n'apparaît plus que lorsqu'on lui fait faire quelques pas rapides. M. X. s'étend complètement pour dormir; matité cardiaque seulement de 6 sur 6 1/2.

Au 15 août, une petite crise de cinq minutes, la première depuis trois semaines. La cure est close avec le 21e bain.

Le 23 août, après une semaine de repos complet, situation très bonne. Le malade ne se souvient pas d'une si longue période de bien-être. Depuis plus de six semaines, il n'a usé que trois capsules de valérianate d'amyle. Le bruit de galop a tout à fait disparu. Le pouls reste à 76, après la marche. Matité absolue du cœur 5 1/2 sur 5 (fig. 36); foie 10; dyspnée peu marquée à la montée des pentes; celle du matin, au lever, a complètement disparu. Tension artérielle 16 et 10 1/2. Fonctions digestives bonnes.

En avril 1906, nous apprenons que l'état du malade a été satisfaisant, pendant l'hiver, bien qu'il ait repris une vie plus active que les années précédentes. Les crises ont reparu légères depuis cinq semaines, elles surviennent surtout après le séjour dans une atmosphère remplie de fumée de tabac. La dyspnée existe à peine, et la situation générale est beaucoup meilleure que l'an dernier à même époque.

Dans ces deux dernières observations, la faiblesse cardiaque était le phénomène dominant. Il existait aussi un certain degré d'hypertension, et fait intéressant, cette hypertension a cédé au cours de la cure malgré le relèvement évident de la tonicité du myocarde. Les chiffres de tension dans l'observation XVIII ont passé de 21 1/2 (Potain) et 17 (Gärtner), à 20 et 13 1/2, et dans l'observation XIX, de 22 et 14, à 16 et 10 1/2. D'autre part nous avons noté, dans les deux cas, la diminution de la dyspnée, la réduction de la matité cardiaque (fig. 34 et 36), le transfert en dedans du choc de la pointe, ainsi que le renforcement du souffle mitral (obs. XVIII), et la disparition du bruit de galop (obs. XIX).

Quant à la cause de l'insuffisance cardiaque elle relevait, selon toute vraisemblance, des altérations scléreuses du myocarde : peut-être pourrait-on penser aussi à une action réflexe à point de départ gastrique, surtout dans l'observation XVIII? On pourrait discuter aussi la possibilité de la coronarite, peut-être avec plus de raison chez le dernier malade, quoique cependant aucun signe ne permette d'affirmer avec certitude l'existence de cette lésion.

Nous n'avons pas eu à traiter d'autres angineux que les quatre malades dont on vient de lire les observations. Aussi nous est-il difficile, nous appuyant sur un nombre de faits restreints, d'établir avec précision les indications et contre-indications de la cure carbogazeuse s'adressant aux états angineux. Nous n'avons pas l'expérience de ce que les bains pourraient donner dans l'angor compliquant l'insuffisance aortique, non plus que dans celle des dilatations cardiaques aiguës. Les angines vaso-motrices paraissent constituer une des meilleures indications des bains, et les observations XVIII et XIX montrent les excellents résultats qu'on peut obtenir dans les angines par insuffisance cardiaque.

Remarquons seulement, que, dans aucune de ces quatre observations, la perméabilité rénale ne semblait gravement compromise; nous croyons que ce détail clinique n'est pas sans avoir influé sur le résultat, et nous pensons, qu'en général, la cure ne doit être essayée chez les angineux, qu'*autant que la perméabilité rénale est restée à peu près normale*. Nous considérons aussi comme une *contre-indication formelle la coexistence des crises angineuses avec des crises d'asthme cardiaque ou d'œdème aigu des poumons*, car on ne peut guère douter en pareil cas de l'existence d'une coronarite. On n'en peut guère douter non plus, lorsque la tension artérielle est normale habituellement, et surtout lorsqu'elle ne s'élève pas au moment de la crise (Vaquez). L'hypertension apparaît donc chez les angineux, et au même titre que chez les aortiques comme une circonstance favorable, *à la condition nécessaire qu'elle puisse s'abaisser sous l'action des bains*.

En résumé, chez des malades, comme ceux dont nous avons rapporté l'histoire dans les observations XVIII et XIX, on pourra essayer les bains, *avec précaution*, s'il n'existe de signes certains ni d'insuffisance rénale ni de coronarite. Il ne faut pas perdre de vue d'ailleurs que chez de semblables malades, la mort subite est une éventualité qui peut se produire pendant le séjour à la station aussi bien que dans leur existence ordinaire; nous n'avons jamais eu, très heureusement, l'occasion de l'observer, mais on ne saurait être trop prudent et la cure devra être suspendue dès les premiers bains, si l'hypertension ne s'abaisse pas ou si l'état fonctionnel tarde à s'améliorer.

CHAPITRE IX

Angéio-scléreux avec troubles d'insuffisance cardiaque sans hypertension.

Les cardiopathes à myocarde plus ou moins scléreux dont la tension est normale ou faible, se présentent au point de vue des indications de la cure carbogazeuse dans des conditions moins favorables, d'une façon générale, que les scléreux hypertendus. Chez ces derniers en effet, les troubles d'insuffisance cardiaque sont, en partie, sous la dépendance de l'hypertension, et lorsque les bains parviennent, comme il arrive le plus souvent, à diminuer ou à faire disparaître cette dernière, les symptômes cardiaques s'atténuent déjà de ce fait, et l'action tonique sur le myocarde en est grandement facilitée. Cette action tonique peut seule s'exercer chez les scléreux à pression normale; dans certains cas cependant, elle suffit à améliorer l'état fonctionnel du cœur pendant un temps plus ou moins long.

Disons, dès maintenant, qu'il y a peu à espérer en général chez les malades qui après avoir été longtemps hypertendus, ont vu leur pression s'abaisser rapidement au-dessous de la normale. En pareil cas, on a toujours à redouter un affaiblissement brusque de l'action cardiaque, et les résultats de la cure ne se prolongent habituellement pas. C'est ce que nous avons vu chez deux de nos malades, qui, deux mois après la cure, ne conservaient plus aucune trace de l'amélioration des bains. Mais il s'agit là d'exceptions. Chez les malades dont la tension se maintient à peu près au même chiffre depuis longtemps, les résultats sont incomparablement meilleurs. Les observations XX et XXI ont trait à deux scléreux, et l'amélioration, chez le premier, s'est prolongée huit mois; chez l'autre elle dure encore au bout de dix-huit mois.

Obs. XX. — M. X. *Myocardite chronique sans hypertension. Insuffisance cardiaque et congestion hépatique, arythmie. Cure à Royat 1905. — Simple régularisation de l'arythmie. Amélioration fonctionnelle maintenue intégralement pendant huit mois.*

M. X., 60 ans, rhumatisant, arthritique. Coliques hépatiques il y a dix ans. Souffre du cœur depuis huit ans, époque où il com-

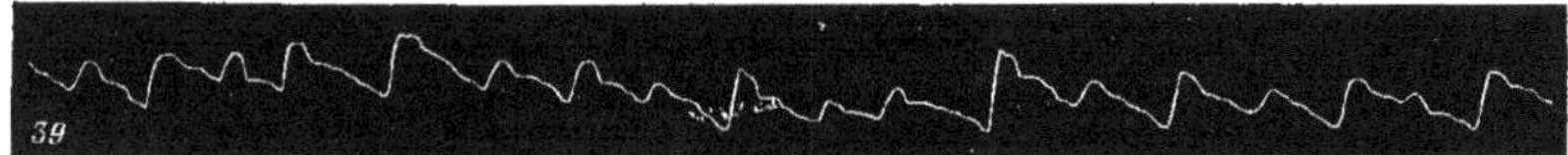

Fig. 37 (Obs. XX). — État d'insuffisance cardiaque liée à la myocardite scléreuse, le 30 juin 1905, avant la cure.

mença à éprouver de la dyspnée d'effort, des palpitations, de l'angoisse précordiale. Il y a deux ou trois ans, on nota chez lui pour la première fois de l'arythmie permanente et une augmentation du foie avec con-

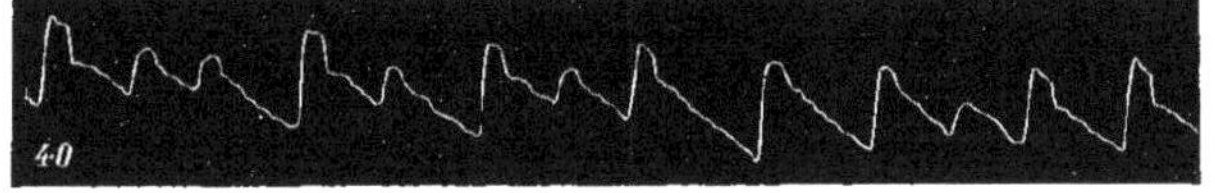

Fig. 38 (Même obs.). — Le 4 juillet 1905.

gestions fréquentes. Dans le courant de l'hiver 1904-1905, bronchites fréquentes, amaigrissement, dyspnée plus marquée, un peu d'insomnie sans dyspnée nocturne.

A son arrivée à Royat, le 30 juin 1905, le foie mesurait 11 1/2 vertical et était sensible; le pouls arythmique (fig. 37) était aux environs de 96. Tension artérielle 17, capillaire 14. Matité cardiaque absolue 9 transversal sur 7. Pas d'albumine. Le pouls se ralentit et se régularise au cours de la cure (fig. 38 et 39), mais sans cesser d'être aryth-

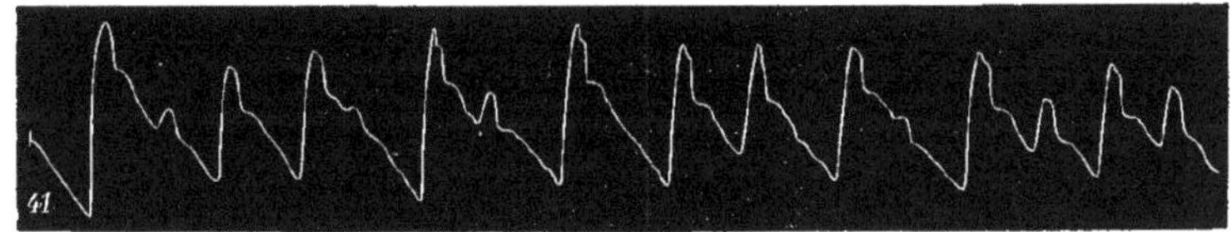

Fig. 39 (Même obs.). — Le 22 juillet 1905, après la cure.

mique. Diminution du foie et de la matité cardiaque. Tension entre 15 et 16. Amélioration fonctionnelle très notable portant surtout sur la dyspnée presque effacée et les malaises cardiaques. Cette amélioration s'est maintenue jusqu'en mars 1906 et persistait encore en grande partie en juin.

Obs. XXI. — *64 ans. Insuffisance mitrale ancienne toujours compensée. Dyspnée, asthme nocturne, stase pulmonaire, hyposystolie depuis l'automne 1903 jusqu'à la cure en août 1904. — Amélioration fonctionnelle considérable,* *renforcement du souffle systolique. Résultats maintenus depuis dix-huit mois.*

M. X., 64 ans, porteur depuis trente ans d'un souffle d'insuffisance mitrale, ayant toujours été parfaitement compensée. Glaucome chronique des deux yeux. N'a jamais rien éprouvé du côté du cœur avant l'automne de 1903, mais bronchites répétées tous les hivers. En décembre 1903, à l'occasion d'une recrudescence de bronchite,

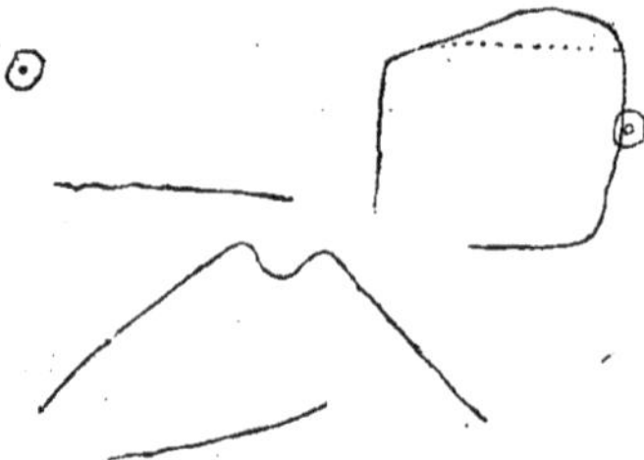

Fig. 40 (Obs. XXI). — État d'insuffisance cardiaque avec myocardite scléreuse et insuffisance mitrale. 1er août 1904, avant la cure. Faible réduction de la matité absolue par le bain.

dyspnée de travail et crises d'asthme répétées pendant une huitaine de nuits consécutives. Après une courte amélioration, reprise de ces accidents, très accrus pendant un séjour à Nice en mars 1904, puis à Paris même, en juin. A cette époque, on constate un état hyposystolique (dilatation du cœur, gros foie douloureux, œdème des jambes);

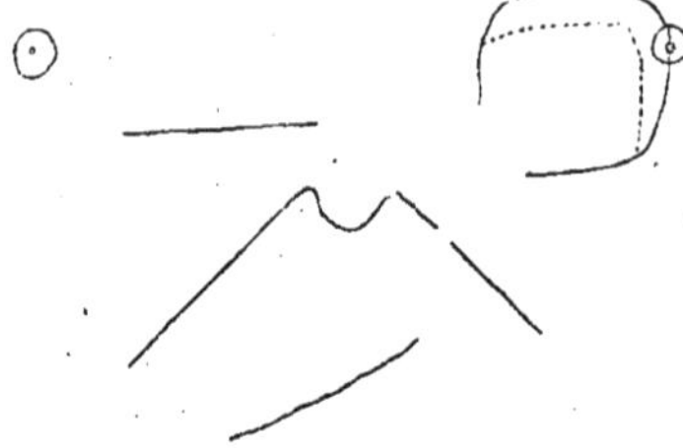

Fig. 41 (Obs. XXI). — 15 août 1904. Diminution notable de la matité absolue par le bain.

pouls régulier à 96; tension artérielle 17. Amélioration par le régime déchloruré et la théobromine.

Cure à Royat le 1er août 1904. A l'arrivée, pouls 108. Tension 18. Matité absolue augmentée malgré l'emphysème (8 transversal sur 7, fig. 40). Le foie mesure 9 centimètres et est un peu sensible. Le souffle systolique s'entend très difficilement. Traces d'albumine. La dyspnée continue à être marquée, et le malade doit passer toutes ses nuits dans un fauteuil.

Au bout de quelques bains, amélioration très nette; le malade peut passer la nuit dans son lit, se réveillant une seule fois pour tousser.

Le cœur diminue (fig. 41), le souffle mitral redevient perceptible. Il quitte la station le 30 août, en bon état fonctionnel. Souffle systolique très intense.

Deux mois après la cure, M. X. continuait à se trouver bien (matité cardiaque toujours réduite, fig. 42). Quelques oppressions avaient reparu par suite de l'abandon du régime déchloruré.

En avril 1906 (dix-huit mois après la cure), le malade continue à se bien porter, reprenant la déchloruration tous les deux à quatre mois, lorsque la dyspnée à tendance à reparaître. N'a plus eu ni albumine, ni œdème, ni congestion du foie depuis la cure carbogazeuse. État du cœur, comme en octobre 1904.

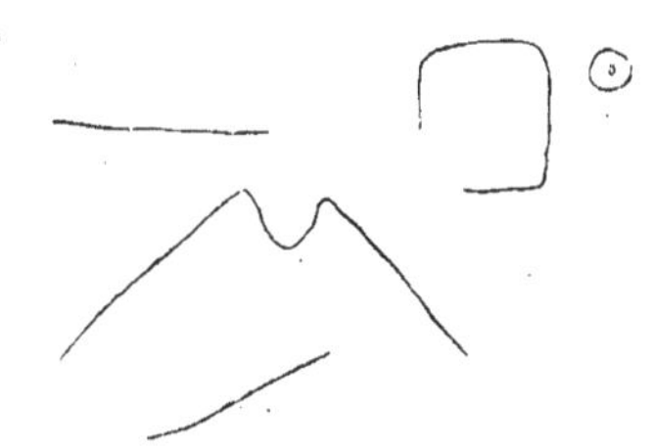

Fig. 42 (Obs. XXI). — Matité cardiaque absolue, fin octobre 1904, deux mois après la cure.

En général la cure est surtout indiquée chez les angéio-scléreux dont les symptômes d'insuffisance cardiaque sont peu accusés et qui sont encore au début du processus. Cependant, même chez des malades avancés, on peut voir disparaître l'albuminurie et les œdèmes, au moins transitoirement, mais quelquefois pour une longue période (dix-huit mois dans l'obs. XXI), si les conditions d'hygiène et d'alimentation sont bien remplies. L'arythmie diminue mais sans disparaître tout à fait; nous pensons même que, lorsque chez un scléreux on voit le pouls d'arythmique devenir tout à fait régulier, il y a toutes raisons de penser que cette arythmie était d'origine nerveuse, et associée à la lésion organique.

Les contre-indications doivent être cherchées du côté de l'imperméabilité rénale, et de de la dégénérescence trop avancée du myocarde. C'est ainsi qu'il ne faut baigner ni les malades complètement asystoliques et en état de rétention chlorurée irréductible, ni ceux ayant présenté des accès d'asthme cardiaque ou d'œdème aigu du poumon. — Ces contre-indications sont, en somme, à peu de chose près les mêmes que celles que nous avons vues chez les angineux. Il faut attacher cependant une importance toute particulière à ce fait que l'on peut constater chez certains malades et qui assombrit leur pronostic, à savoir l'hypotension se manifestant après une longue période d'hypertension.

CHAPITRE X

Obèses avec troubles d'insuffisance cardiaque.

La cure des obèses, à cœur insuffisant, ne mériterait pas de développements spéciaux, si la notion de la surcharge graisseuse n'impliquait un pronostic jusqu'à un certain point favorable, *à la condition nécessaire que la réglementation de l'alimentation soit poursuivie simultanément avec la cure de bains.* Il faut absolument chez les malades de cet ordre obtenir par une réglementation rigoureuse de l'alimentation la diminution du poids, pour mettre le myocarde dans des conditions lui permettant de réagir favorablement à l'action du bain gazeux.

En dehors de ce point spécial, les indications, chez les malades à cœur gras, sont celles de beaucoup d'hypertendus ou de scléreux, le pronostic, comme nous l'avons dit, se présentant habituellement favorable. Chez plusieurs malades que nous avons traités, nous avons vu disparaître, en même temps que les signes de vaso-constriction périphérique et d'insuffisance cardiaque, des phénomènes plus sérieux tels que le bruit de galop et l'œdème des jambes. Il nous a paru utile, chez les obèses, d'associer aux bains la cure de terrain. L'observation ci-dessous est assez caractéristique.

Obs. XXII. — *Obésité (106 kilos). Insuffisance cardiaque prononcée (œdème habituel des membres inférieurs). Deux saisons à Royat.* — *Disparition de l'œdème périphérique, diminution de la matité cardiaque et de la dyspnée pendant les six mois qui suivirent chacune des cures.*

M. X., 65 ans, obèse, dyspnéique depuis dix-huit mois, ayant les jambes enflées depuis plus de six mois, et s'enrhumant très facilement. A son arrivée à Royat, le 31 août 1903, le cœur était dilaté (8 1/2 sur 8 1/2), le pouls arythmique à 100 en moyenne. Battements cardiaques seulement un peu assourdis. La tension artérielle était à 18. Foie 12, non douloureux; traces d'albumine. OEdème assez considérable des membres inférieurs. Poids 106 kilos.

Cure de bains peu gazeux; cure de terrain modérée et surveillée.

Au départ, l'œdème des jambes avait disparu, et le poids était tombé
à 102 k. 500. Le pouls, toujours arythmique restait à 72. Cœur 6 1/2 sur 7.
Dyspnée très atténuée.

Deuxième cure en 1904. A passé un très bon hiver; les phénomènes

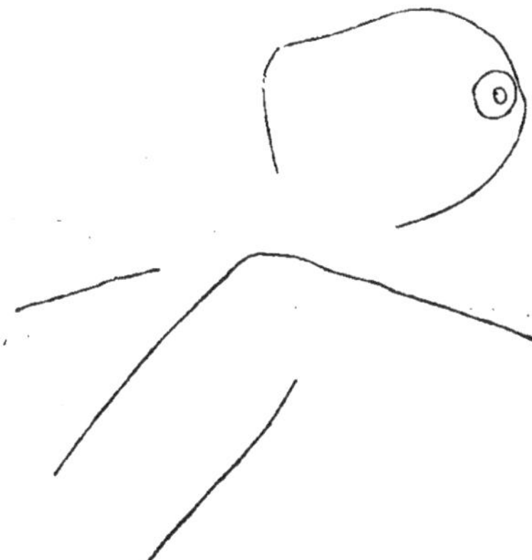

Fig. 43 (Obs. XXII). — État d'insuffisance cardiaque chez un obèse. Matité cardiaque
absolue, le 23 août 1904, avant la cure.

d'insuffisance cardiaque ont reparu, quoique atténués depuis plusieurs
mois; l'œdème des jambes existe de nouveau. Cœur 11 centimètres
transversal sur 8 1/2 (fig. 43). Même évolution que l'année précédente,

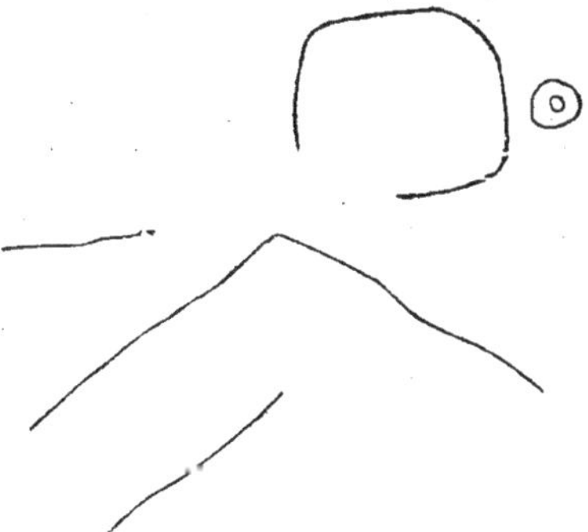

Fig. 44 (Obs. XXII). — Matité cardiaque absolue, le 15 septembre 1904, après la cure.

diminution de l'œdème et de 4 kilos de poids, réduction de la matité
cardiaque (8 sur 7, le 15 septembre, fig. 44). Nous avons appris depuis
qu'au bout de dix mois le malade continuait à se trouver dans un état
satisfaisant.

CHAPITRE XI

Emphysémateux avec insuffisance du cœur droit.

Chez les bronchitiques chroniques et emphysémateux, lorsque
le cœur droit se dilate et que la dyspnée cesse d'être soulagée par
les iodures; même encore lorsque apparaissent des troubles plus
sérieux d'insuffisance cardiaque, tels que l'œdème des jambes et
l'hypertrophie hépatique, les bains carbogazeux sont encore susceptibles de donner de bons résultats. Royat est d'autant plus
indiqué en pareil cas, que les malades peuvent y bénéficier de la
cure d'aspiration, qu'ils ne peuvent suivre au Mont-Dore dont
l'altitude est devenue trop élevée pour eux.

Nous avons, chez deux malades de la première catégorie, atténué
très sensiblement la dyspnée, les palpitations, les intermittences
cardiaques, et les effets de la cure se sont maintenus jusqu'à présent, c'est-à-dire depuis plus d'un an.

Lorsque les troubles plus sérieux apparaissent, tels que l'œdème
des jambes et l'hypertrophie hépatique, les résultats semblent
devoir être moins certains, et de toute manière moins durables.

CHAPITRE XII

Malades insuffisants cardiaques
d'étiologie diverse.

Nous réunissons sous ce titre quelques observations de malades
à cœur insuffisant, et dans l'histoire desquels il ne nous a pas été
possible de retrouver la cause pathogénique, toxique ou infectieuse,
probable de cet état cardiaque.

Tel était le cas de deux de nos malades, la mère et la fille,
âgées respectivement de 46 et de 22 ans, et se plaignant toutes
deux (la mère depuis une dizaine d'années, la fille depuis trois
ans seulement), de dyspnée, de palpitations, d'étouffements.

Chez la mère, il existait en plus un certain degré de dilatation
cardiaque et de congestion hépatique. Toutes deux firent deux
cures à Royat, et chaque fois virent ces troubles disparaître complètement chez la fille, s'atténuer notablement chez la mère, pendant
neuf à dix mois. Il ne s'agissait évidemment, dans ces deux cas,
ni de troubles névropathiques, ni d'un début de sclérose. La
tension artérielle était aux environs de la normale, et la cause première de la faiblesse cardiaque nous est restée inconnue.

Il en fut de même chez un autre malade, âgé de quarante-six ans et
chez qui l'on ne pouvait non plus songer à l'artériosclérose. Peut-
être s'agissait-il de dilatation droite consécutive à l'état hépatique?

Obs. XXIII. — *Dilatation cardiaque et gros foie. Tension artérielle faible.
Retour à l'état normal à la fin de la cure.*

M..X., quarante-six ans, arthritique, souffrant de rhumatisme chronique et de coliques hépatiques frustes. Très asthénique, insomnique
depuis plus d'un an. Se plaint de palpitations fréquentes. Au cours
de l'hiver 1904-1905, son médecin habituel a constaté de la dilatation
cardiaque avec augmentation du foie.

A son arrivée à Royat, le 28 juillet 1905, matité cardiaque absolue,
10 transversal sur 9 1/2 (fig. 45). Foie gros, mesurant 15 cm. sur

ligne verticale; tension artérielle faible à 13; pouls régulier; palpi-

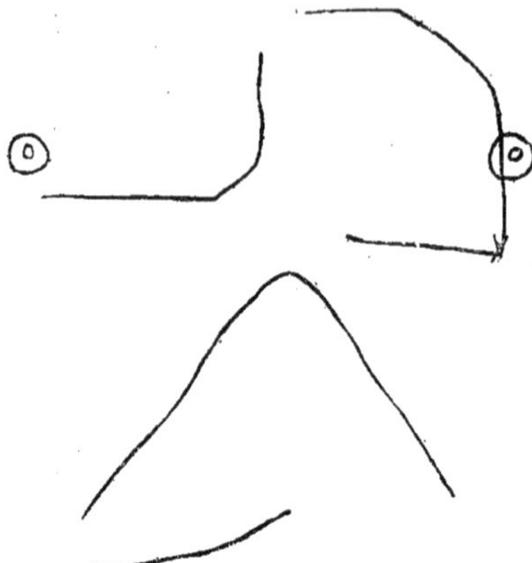

Fig. 45 (Obs. XXIII). — Insuffisant cardiaque. Matité absolue cardio-hépatique
le 28 juillet 1905, avant la cure.

tations, dyspnée peu accusée; rien à l'auscultation; traces d'albumine.

Réagit rapidement aux bains très gazeux. Le 19 août, n'éprouvait
plus de troubles fonctionnels. Matité cardiaque 5 1/2 sur 6 (fig. 46);

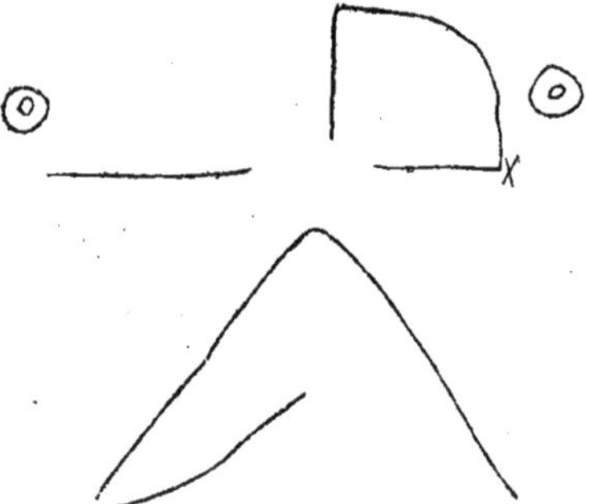

Fig 46. (Même obs.). — Matité cardio-hépatique, le 19 août 1905, après la cure.

foie 12; tension artérielle 16 1/2; pas d'albumine. Un mois après la cure
l'état du malade continuait à être très bon; nous n'avons pu malheureusement avoir de nouvelles plus récentes de son état de santé.

Enfin les figures 47 et 48 reproduisent les tracés du pouls d'un jeune homme dont les troubles cardiaques (dilatation, arythmie) avaient succédé à des fatigues, d'ailleurs modérées, d'entraînement

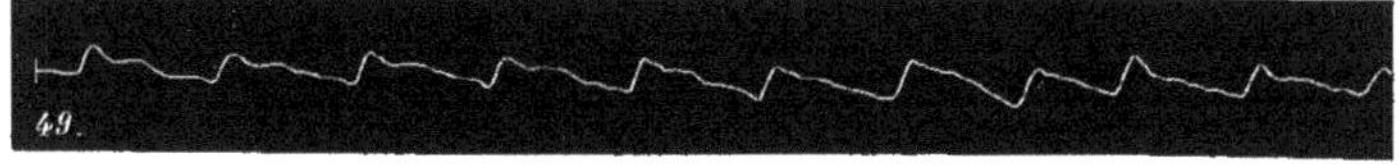

Fig. 47. — Malade atteint d'insuffisance cardiaque à la suite de surmenage physique, le 10 août 1904, avant la cure.

et d'équitation. Une amélioration très sensible avait succédé à une cure de bains carbogazeux faite à une station étrangère. Une seconde saison à Royat, fit disparaître le dernier trouble persistant

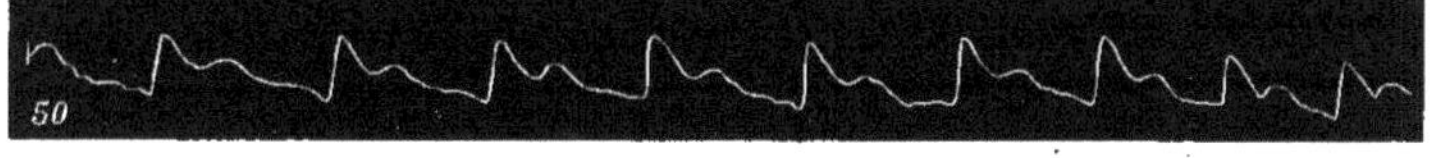

Fig. 48 (Même obs.). — Le 2 septembre 1904, après la cure.

encore (légère dyspnée d'effort), releva la tension de 15 à 18, et rendit le pouls plus fort et plus régulier. Plusieurs observations semblables ont été publiées à l'étranger dans lesquelles les accidents cardiaques avaient succédé au surmenage par abus de bicyclette, ou comme chez un officier traité avec succès par Grœdel à des fatigues d'équitation.

CHAPITRE XIII

Basedowiens avec insuffisance cardiaque.

Les malades atteints du syndrome de Basedow peuvent être
améliorés dans de notables proportions, aussi bien pour les
symptômes propres de ce syndrome, que pour les troubles cardiaques qui font si souvent partie du tableau clinique. On sait
en effet, combien il est fréquent de voir chez les basedowiens,
même avec une tachycardie modérée, des signes d'insuffisance
cardiaque tels que la dyspnée d'effort. Nous n'insistons pas sur
les palpitations qui font partie intégrante de l'affection. Mais
lorsque la dyspnée d'effort se manifeste avec fréquence et quelque
intensité, on trouve ordinairement le cœur dilaté, et, comme le
fait remarquer Friedrich Müller, particulièrement du côté des
cavités droites. Tel fut le cas d'une dame suivie par l'un de nous
depuis plus de vingt ans, et chez laquelle les symptômes du base-
dowisme et la dilatation cardiaque apparurent presque contem-
porains.

*Obs. XXIV. — Dame de 54 ans; apparition de l'exophtalmie, du goitre,
du tremblement, au début de 1905. Simultanément signes fonctionnels d'insuffisance cardiaque, dilatation droite; pouls à 124.*

*A la suite de la cure de Royat, disparition des troubles cardiaques, atté-
nuation considérable des symptômes basedowiens. Persistance des résultats
intégralement jusqu'en mars 1906.*

Mme X., 54 ans, arthralgique, gastralgique depuis des années,
atteinte depuis trois ans de troubles neurasthéniques (crises d'amaigrissement, insomnies). Au début de 1905 apparurent l'exophtalmie,
l'hypertrophie thyroïdienne, le tremblement. En même temps, l'essoufflement et les palpitations se manifestèrent d'une façon presque
continue, et la matité cardiaque fut trouvée agrandie, surtout dans le
sens transversal, avec déviation du choc de la pointe vers l'aisselle.

A l'arrivée à Royat, 23 août 1905, poids 56 kilos ; gros corps thyroïde, battements artériels au niveau des carotides et du goitre. Exophtalmie double, mais beaucoup plus marquée à gauche.

Pupilles normales et égales ; signes de de Grœfe, de Stellwag. Trem-

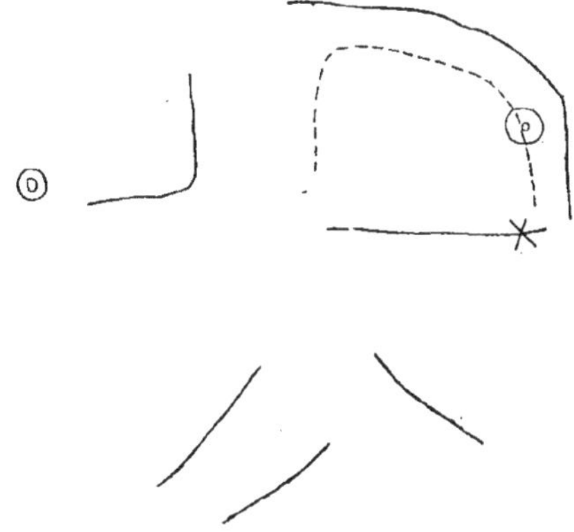

Fig. 49 (Obs. XXIV). — Syndrome basedowien avec insuffisance cardiaque et dilatation du cœur droit (les lignes pleines indiquent la matité cardio-hépatique relative, les lignes pointillées la matité absolue), le 23 août 1905.

blement très marqué des mains et des membres inférieurs, sensation de chaleur perpétuelle, transpiration très abondante.

Le pouls à 120 au repos, passe à 128, 132 aux mouvements ; tension artérielle 20. Pas de gonflement des jugulaires ni de gros foie, léger godet d'œdème aux jambes. Matité cardiaque très augmentée (16 sur 9 1/2, matité relative, fig. 49). Pointe sur la ligne mamelonnaire.

Appétit médiocre, nuits très agitées, règles irrégulières.

La cure, commencée par des bains peu gazeux, se termine par les bains très gazeux à 28°. Le pouls s'abaisse très nettement dès les premiers bains, puis reste autour de 108 jusqu'à la fin de la cure. Dès le quatrième bain, le sommeil et l'appétit sont meilleurs. Au départ (19 septembre), les symptômes basedowiens avaient seulement diminué : du côté du cœur, les palpitations avaient disparu, l'essoufflement était très diminué. La matité cardiaque s'était beaucoup rétrécie (11 sur 8 1/2, matité relative, fig. 50) : la pointe se trouvait à 3 cm. en dedans de la ligne mamelonnaire.

Six semaines plus tard, le tremblement a complètement disparu, l'exophtalmie s'est atténuée notablement. Le corps thyroïde ne s'est pas modifié. Les sueurs, les palpitations ont disparu, l'essoufflement est peu notable, les règles régulières. Le poids a augmenté de 2 kilos. Le pouls se maintient de 80 à 90.

Nous apprenons en mai que ces résultats ont persisté intégralement jusqu'en mars 1906; depuis deux mois le pouls est revenu aux environs de 100, et la fatigabilité a reparu avec une ébauche de tremblement, mais le poids se maintient et l'état général reste bon.

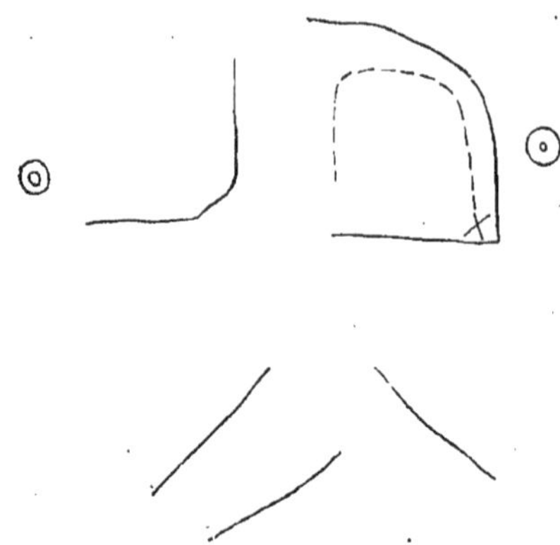

Fig. 50 (Obs. XXIV). — Les lignes pleines indiquent la matité cardio-hépatique relative, les lignes pointillées, la matité absolue, au 19 septembre 1905, après la cure.

Nous n'avons pas eu à soigner d'autre cas de syndrome de Basedow, mais les observations analogues à celle que l'on vient de lire sont nombreuses dans la littérature étrangère. Grœdel accuse des résultats en général satisfaisants du côté des troubles cardiaques, du tremblement, de l'exophtalmie; il a même quelquefois obtenu la guérison absolue. Scheuer, Wybauw, ont rapporté les mêmes amendements du côté du système nerveux et du cœur, et de notables augmentations de poids chez les basedowiens traités par eux à Spa.

Nous nous croyons donc autorisés à considérer le bain carbo-gazeux — particulièrement le bain frais (32° à 28°), très gazeux, — comme un procédé thérapeutique qui peut être utilement employé chez les malades atteints du syndrome de Basedow, particulièrement lorsqu'il existe, concurremment à la tachycardie, des signes fonctionnels et physiques d'affaiblissement du myocarde.

CHAPITRE XIV

Névrosés, neurasthéniques cardiopathes.

Les malades qui souffrent des troubles nerveux du cœur peuvent être rangés en plusieurs catégories au point de vue des indications de la cure, comme de la valeur de ses résultats.

L'aspect clinique est en effet tout à fait différent, selon que les troubles nerveux existent seuls, sans être liés à aucune altération du fonctionnement cardiaque, ou lorsque au contraire ils se lient soit à un degré plus ou moins prononcé d'insuffisance cardiaque, soit à de l'hypertension artérielle. Il est aussi certains malades chez lesquels la névrose évolue sur un fond artérioscléreux, provoquant alors des symptômes tout particuliers, dans lesquels il est souvent très difficile de faire la part exacte de ce qui est trouble nerveux, et de ce qui doit être rattaché à l'altération vasculaire.

Nous allons passer en revue séparément chacune de ces catégories de malades.

A. — Neurasthéniques cardiopathes purs.

Il s'agit de sujets n'accusant spontanément que peu de symptômes d'insuffisance cardiaque fonctionnelle; l'examen direct ne montre chez eux, ni augmentation de la matité cardiaque, ni déviation de la pointe, ni modifications de la tension. Ils souffrent cependant du cœur, accusant les troubles les plus divers, se plaignant de palpitations, d'intermittences, de sensations précordiales pénibles (picotements, sensation de gros cœur, douleurs allant quelquefois jusqu'à la crise de fausse angine).

Ces malades se présentent sous l'aspect de grands nerveux; ils sont excitables, suggestionnables, polyalgiques. Fréquemment leur hérédité est chargée au point de vue névropathique. Dans certains cas même on trouve chez eux des stigmates de la grande névrose, tels que, par exemple, l'hémianesthésie.

Quant à l'origine de la localisation de ces troubles circulatoires, il est souvent malaisé de la reconnaître. Dans un certain nombre de cas, cependant, et c'est là une indication précieuse pour la thérapeutique, on retrouve chez les ascendants les commémoratifs de maladies organiques du cœur. Il est aisé de comprendre dans ces conditions, que l'auto-suggestion puisse contribuer, pour une certaine part, à la genèse de la névrose cardiaque.

Le cœur est rarement, d'ailleurs, le seul viscère troublé dans son fonctionnement. Beaucoup de malades accusent des troubles du côté de la respiration (étouffements, crises d'asthme nocturnes), et plus souvent encore des troubles digestifs (dyspepsie, constipation obsédante, entérite muco-membraneuse).

On est alors souvent tenté de rattacher les troubles cardiaques aux troubles digestifs, et de considérer les premiers comme secondaires à ces derniers. Notre pensée n'est certes pas de mettre en doute le fait, reconnu cliniquement, qu'un certain nombre de troubles fonctionnels du cœur disparaissent lorsqu'on soigne l'estomac. Mais chez beaucoup de malades que nous avons traités à Royat, les troubles cardiaques avaient apparu en même temps que les troubles intestinaux (soit après une vive émotion, soit après une grave atteinte de grippe), et nous avons vu plusieurs fois les manifestations cardiaques disparaître après la cure, alors que l'entérite persistait sans grande modification.

Chez ces malades, dont le fonctionnement du cœur est resté en grande partie parfait, et dont les troubles sont presque entièrement de nature psychique, la cure carbogazeuse sera d'autant plus utile que l'on s'occupera davantage du côté moral du malade (Dejerine). Il est nécessaire que le médecin affirme avec autorité au malade l'absence de toute lésion cardiaque, et use de son influence pour faire comprendre que les troubles dont il se plaint disparaîtront d'autant plus facilement qu'il s'en préoccupera moins. Les bains carbogazeux sont précieux pour donner un coup de fouet au tonus nerveux, et pour activer la nutrition ralentie. Ils sont particulièrement indiqués pour augmenter l'hémoglobine chez les *anémiques*, si sujettes aux troubles nerveux cardiaques. Ils le sont également dans la *pseudo-hypertrophie de croissance*, et doivent être alors associés, avec tact, aux manœuvres de gymnastique suédoise si utiles pour développer le thorax et calmer l'hyperexcitabilité cardiaque.

Les résultats de la cure sont naturellement des plus variables selon l'intensité et l'ancienneté des troubles nerveux. Certains malades, légèrement atteints, sont guéris après une seule saison, sous l'influence associée des bains et du traitement moral, lorsque ce dernier a réussi à modifier la manière de voir du sujet vis-à-vis de ses troubles cardiaques. Chez d'autres malades, la rechute se produit au bout de quelques mois, si les dispositions psychiques nécessaires ne se maintiennent pas. Il est enfin des cas dans lesquels l'amélioration n'est que transitoire. Il s'agit alors de malades anciens, souvent d'hystériques, pour lesquels l'isolement doit être considéré comme une obligation si l'on veut modifier suffisamment leur état moral.

Il est une névrose cardiaque cependant sur laquelle la psychothérapie reste sans aucune influence. C'est la *tachycardie paroxystique essentielle*, névrose pure, sans mélange d'insuffisance cardiaque, au moins primitivement, et qui survient le plus souvent sans état psychique spécial. Nous n'avons eu à traiter que peu de malades de cet ordre : aussi ne pouvons nous apporter beaucoup d'observations personnelles; mais nos constatations s'accordent avec celles de nos confrères étrangers, à savoir que sous l'influence des bains carbogazeux, les crises tendent à s'espacer et à devenir moins longues et moins graves, au moins dans la proportion de 50 p. 100 des cas traités.

B. — NEURASTHÉNIQUES CARDIOPATHES AVEC TROUBLES MARQUÉS D'INSUFFISANCE CARDIAQUE.

Chez les malades de cet ordre, il est tout à fait permis de penser que la faiblesse cardiaque préexistante (congénitale ou acquise), a pu jouer le rôle d'appel et de fixation de la névrose. D'autre part, les troubles subjectifs et les désordres du rythme, lorsqu'ils sont assez marqués et prolongés, finissent souvent par augmenter à leur tour le degré de l'insuffisance cardiaque.

Dans certains cas, il existe un substratum organique représenté par une lésion valvulaire, telle que l'insuffisance aortique ou le rétrécissement mitral (surtout chez la femme). Plusieurs des observations résumées précédemment de sténose mitrale constituent des exemples bien typiques de semblables associations organo-névrosiques. La cure carbogazeuse, indiquée contre l'insuffisance cardiaque liée à la lésion valvulaire, est aussi le meilleur traitement des troubles névrosiques. L'amélioration fonctionnelle qui suit l'administration des premiers bains agit par elle-même sur le côté psychique, et le rôle du médecin s'en trouve facilité d'autant.

Il en est de même chez les malades, indemnes de lésions valvulaires, qui présentent seulement de la faiblesse du myocarde se traduisant par une dyspnée de côte plus ou moins accentuée; avec une matité cardiaque agrandie, — sinon d'une manière permanente, du moins lorsqu'ils se sont fatigués; — une pointe déviée en dehors, une tension faible; il existe quelquefois à la pointe un souffle systolique intermittent qui peut être rattaché à une insuffisance mitrale fonctionnelle. Ces symptômes légers s'accompagnent de troubles névrosiques, parmi lesquels les plus fréquents sont les troubles du rythme (tachycardie, arythmie) et les fausses angines de poitrine. Le bain carbogazeux modifiant heureusement l'élément faiblesse cardiaque, on comprend que les résultats de la cure soient habituellement bons dans ces formes comme dans la forme neurasthénique pure. Nous considérons même le syndrome clinique, *insuffisance cardiaque avec névrose associée*, comme une des meilleures indications de la cure, étant donné la résistance qu'opposent d'ordinaire ces troubles morbides à la thérapeutique habituelle.

Parmi les malades de cette catégorie que nous avons eu à traiter, il en était deux chez lesquels la névrose cardiaque avait revêtu une forme très particulière, voisine de la tachycardie paroxystique essentielle. Il s'agissait de *crises paroxystiques tachyarythmiques*, qui se succédaient depuis une dizaine d'années à intervalles d'abord longs, puis de plus en plus rapprochés. Les crises étaient devenues à chaque fois plus longues en même temps que moins pénibles, jusqu'au jour où, après une dernière crise, le pouls était resté arythmique d'une manière permanente.

Dans un de ces deux cas, ayant trait à une dame de 62 ans,

il existait, avec l'arythmie, un état de faiblesse cardiaque caractérisé surtout par de la dyspnée, sans qu'il ait été constaté cependant à aucun moment de dilatation cardiaque nette. La cure fut suivie d'une quasi-disparition des troubles nerveux (palpitations, intermittences, insomnies); la dyspnée cessa, et le pouls redevint à peu près régulier.

Dans le second cas, que nous résumons ci-dessous, la faiblesse cardiaque s'était aggravée sous l'influence de la névrose, jusqu'à aboutir à la dilatation permanente, et même à des crises hyposystoliques.

Obs. XXV. — *Séries de crises tachyarythmiques ayant abouti à l'arythmie permanente avec dilatation cardiaque. Les dernières crises se sont accompagnées d'état hyposystolique. Grand état nerveux, dyspepsie gastro-intestinale.*

Cure à Royat en 1905. Persistance d'une arythmie diminuée. Disparition presque complète des troubles d'insuffisance cardiaque; réduction de la matité cardiaque.

M. de X. 42 ans, grand fumeur, grand mangeur. N'a jamais fait d'abus alcooliques, mais s'est surmené en exercices physiques et en ascensions de montagnes. A toujours été nerveux (autrefois hémianesthésique gauche), ayant par moments des crises de fatigue, de neurasthénie, de découragement; avec cela sujet aux douleurs névralgiques.

Il y a dix ans, une grande crise d'asthme nocturne; l'année suivante, nouvelle crise de dyspnée plus particulièrement angoissante, accompagnée d'une arythmie très marquée. Au matin, le pouls était redevenu régulier. Pendant six ans des accès tachyarythmiques se succédèrent plusieurs fois par an sans s'accompagner le plus souvent de dyspnée. L'état gastro-intestinal devenait en même temps défectueux.

En 1903, pour la première fois, la crise tachyarythmique dura plus d'une journée : elle se prolongea près de quinze jours, sans s'accompagner, d'ailleurs, de troubles subjectifs aussi marqués que les fois précédentes.

En 1904, nouvelle crise, plus pénible, et à la suite de laquelle, le pouls resta à 110, définitivement arythmique. Des recrudescences d'arythmie survinrent à plusieurs reprises dans le courant de l'hiver, en même temps que le malade restait essoufflé au moindre effort, avec une capacité de travail cardiaque très diminuée.

Dès ce moment, le cœur était dilaté d'une manière habituelle, comme en font foi les examens pratiqués par plusieurs consultants.

Cet état persista sans changements notables jusqu'en février 1905, époque où survinrent plusieurs paroxysmes qui s'accompagnèrent de dilatation aiguë avec état hyposystolique.

A l'arrivée à Royat (20 août 1905), le malade suivait un régime lacto-végétarien sévère. Il se plaignait de troubles gastro-intestinaux (dyspepsie, constipation) persistant quoique atténués depuis sept à huit ans.

L'état fonctionnel du cœur indiquait un degré marqué d'insuffisance Le malade ne pouvait pas monter les pentes, il pouvait même difficilement marcher, même en terrain plat, et devait s'arrêter essoufflé au bout de quelques minutes. De plus, il accusait des palpitations, et assez souvent des douleurs précordiales. La matité cardiaque était accrue dans des proportions considérables (16 sur 10, matité relative, 10 sur 7 1/2 matité absolue, pointe un peu en dehors du mamelon fig. 53). Le pouls était arythmique à 80, mais au cœur on comptait jusqu'à 140 pulsations (fig. 51). Pas d'hypertension : tension

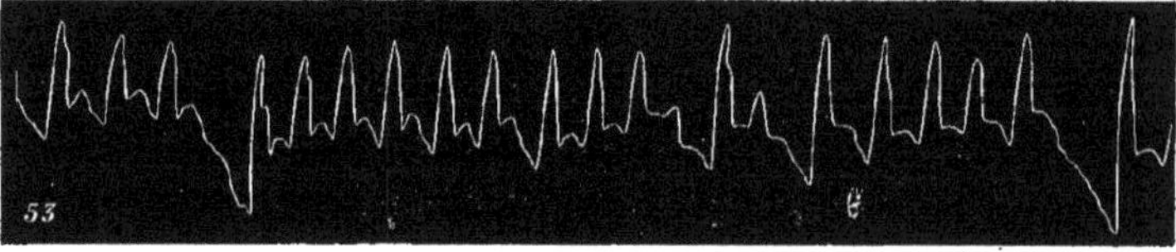

Fig. 51 (Obs. XXV). — Malade à cœur insuffisant avec troubles nerveux multiples associés. Tracé pris le 20 août 1905, avant la cure.

artérielle 18 1/2, capillaire 11. A l'auscultation, pas de lésions valvulaires, pas de claquement du second bruit. Le foie n'est pas gros actuellement; il n'y a pas de gonflement des jugulaires, pas de stase pulmonaire, pas d'albumine; les urines n'ont jamais cessé d'être suffisantes. Sommeil souvent troublé.

Cure de bains progressivement gazeux, les derniers à 30° et 29°, très gazeux. Ces derniers surtout ont fait faire au malade de grands

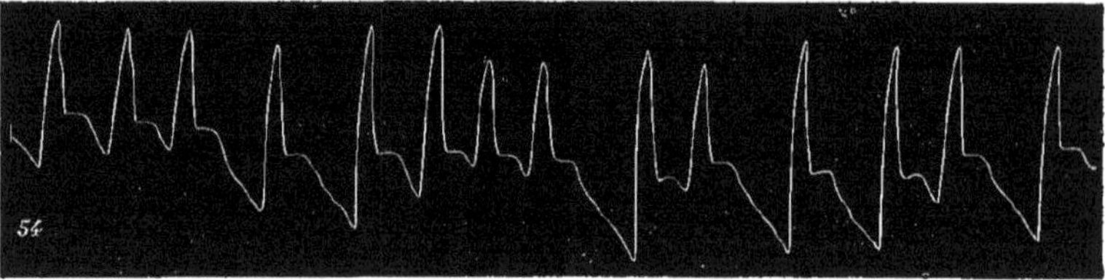

Fig. 52 (Même obs.). — Tracé pris le 17 septembre 1905, après la cure.

progrès, rendant la marche en côte plus facile, l'essoufflement plus tardif; les forces augmentent, et le sommeil devint meilleur.

Au 17 septembre, après la cure, le malade se sent réconforté et tonifié. La marche est facile, même en pente, les troubles paresthésiques précordiaux ont à peu près disparu. La tension est restée la même, le pouls est à 76, et à 92 au cœur (voir le tracé fig. 52); la matité cardiaque a diminué considérablement, la pointe est à 2 cm. 1/2 en dedans de la ligne mamelonnaire (fig. 54).

Fin avril 1906, nous apprenons que l'arythmie persiste quoique très

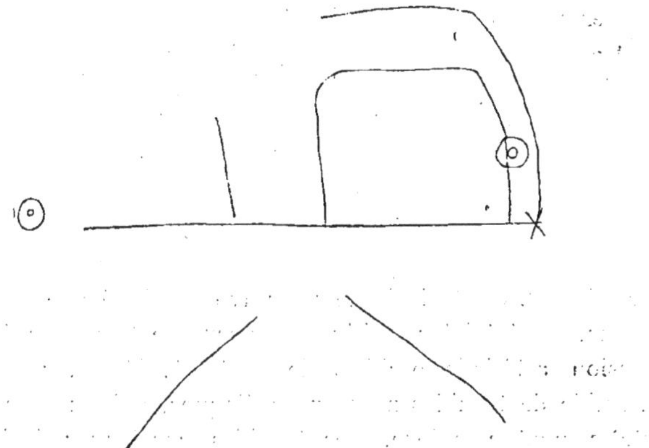

Fig. 53 (Même obs.). — Matités cardiaques relative et absolue, le 20 août 1905, avant la cure.

atténuée. A certaines périodes, le pouls a semblé presque se régulariser. La marche est facile, il n'y a pas eu de paroxysmes tachycar-

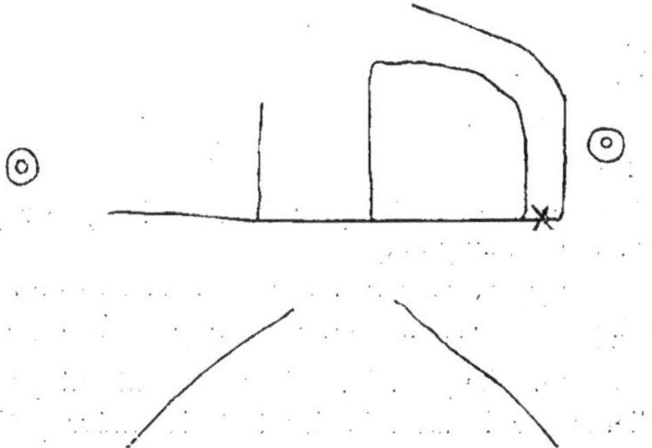

Fig. 54 (Même obs.). — Matités cardiaques relative et absolue, le 17 septembre 1905, après la cure.

diques pendant tout l'hiver qui a été incomparablement meilleur que celui de l'année précédente. L'état gastro-intestinal reste toujours défectueux, mais le moral est bien meilleur et les symptômes d'insuffisance cardiaque ont à peu près disparu.

6

C. — MALADES ATTEINTS DE NÉVROSES CARDIAQUES
ASSOCIÉES A UN ÉTAT D'HYPERTENSION.

Chez un certain nombre de névropathes, les troubles cardiaques sont associés aux troubles provoqués par le spasme artériel périphérique, ce spasme étant lui-même une cause d'aggravation des troubles cardiaques. La fatigue du myocarde ne se traduit souvent, au moins pendant plusieurs années, que par des palpitations, des crises arythmiques, ou des sensations douloureuses précordiales.

C'est un type clinique qui se rencontre parfois chez les jeunes gens des deux sexes, issus de parents goutteux (Tessier) ou âgés (Broadbent). C'est ainsi que nous avons soigné une jeune fille de 20 ans, à hérédité arthritique et nerveuse très chargée, dont la pression artérielle oscillait de 20 à 24, et qui présentait un ensemble de troubles nerveux cardiaques, pulmonaires, digestifs extrèmement complexe. Les troubles cardiaques (palpitations, intermittences, dyspnée) étaient en première ligne; le pouls à 120 d'une façon habituelle. Les bains carbogazeux abaissèrent la tension et ramenèrent le pouls à 84, chiffre auquel il se maintint pendant tout le cours de l'hiver suivant.

On peut rencontrer chez l'adulte un type analogue. Von Basch a donné une bonne description de ces malades qu'il désigne sous le nom d'*hypertendus neurasthéniques*. Il s'adjoint souvent chez eux, avec les années, un certain degré de faiblesse du cœur, et on peut même observer la dilatation aiguë du myocarde. Nos deux cas d'angor vaso-motrice (obs. XVI et XVII) se rapprochent beaucoup de ce type clinique.

D'une façon générale, les bains carbogazeux sont très nettement indiqués chez les malades hypertendus qui viennent à présenter des troubles nerveux cardiaques. Les effets se montrent presque toujours excellents sur l'ensemble des troubles névropathiques et vasculaires.

D. — NÉVROSES CARDIAQUES CHEZ LES ANGÉIO-SCLÉREUX.

Chez certains angéio-scléreux enfin, particulièrement de sexe féminin, les troubles nerveux du côté du cœur et de la circulation

prennent parfois des aspects spéciaux, qui peuvent simuler l'angéio-sclérose cérébrale ou cardiaque (Merklen). C'est ce que nous
avons observé chez deux vieilles dames, présentant toutes deux un
souffle systolique aortique. Chez la première, depuis la perte d'une
de ses filles, survenue deux ans auparavant, se succédaient les
étourdissements, les syncopes, les bouffées congestives à la face,
les palpitations; pas d'hypertension. Une première cure de Royat
fit disparaître tous ces troubles pendant plus de sept mois; une
seconde cure donna des résultats encore meilleurs que la première,
malgré une grippe assez sérieuse qui la suivit de peu.

Chez une autre dame, dont l'observation suit, il s'agissait de crises
tachyarythmiques presque continuelles, mais n'ayant pas encore
abouti, comme chez les deux malades dont nous avons rapporté
l'histoire précédemment, à la permanence de l'arythmie. Chez cette
malade la cure ramena, deux fois de suite, le pouls à la régularité
complète, chaque fois pendant 6 à 8 mois.

Obs. XXVI. — *Dame de 70 ans, angéio-scléreuse avec athérome aortique.
Association de crises tachyarythmiques palpitantes, surtout nocturnes depuis
quatre ans, ayant abouti à une arythmie presque permanente.*

*Deux cures à Royat en 1904 et 1905 : Chaque fois régularisation complète
du pouls, disparition des palpitations pour une durée de sept à huit mois.*

Mme X., 70 ans, sujette depuis sa jeunesse aux palpitations. Constipation chronique obsédante, rhumatisme déformant, poussées urticariennes.

En 1902, début des crises d'arythmie paroxystique, exaspérées en
1903 par une grippe sévère. L'arythmie resta presque permanente, et
pendant toute une année, c'est à peine si deux mois se passèrent à
peu près bons.

A son arrivée à Royat (22 juillet 1904), malade amaigrie, à teint
jaune; sommeil très mauvais, interrompu très fréquemment par
les palpitations. Elle passe souvent la nuit dans le fauteuil, quelquefois plusieurs fois dans une semaine, avec des sensations angois-
santes très pénibles. Dans l'intervalle des accès, intermittences conscientes. Pouls très irrégulier. La matité absolue mesure 7 sur 6 1/2, le
foie est normal. A l'auscultation, souffle systolique aortique; il avait
existé par moments un souffle systolique mitral. Tension artérielle
20 1/2. Traces d'albumine, un peu d'essoufflement aux pentes. L'existence d'un degré assez avancé d'angéio-sclérose généralisée, avec localisation aortique, ne fait aucun doute, mais les troubles du rythme,
les palpitations et les paroxysmes doivent être mis sur le compte d'une
névrose associée.

Au 16 août 1904, la malade quitte Royat très améliorée, le pouls régulier à 70, le cœur revenu à 6 1/2 sur 4. La malade revint faire *une*

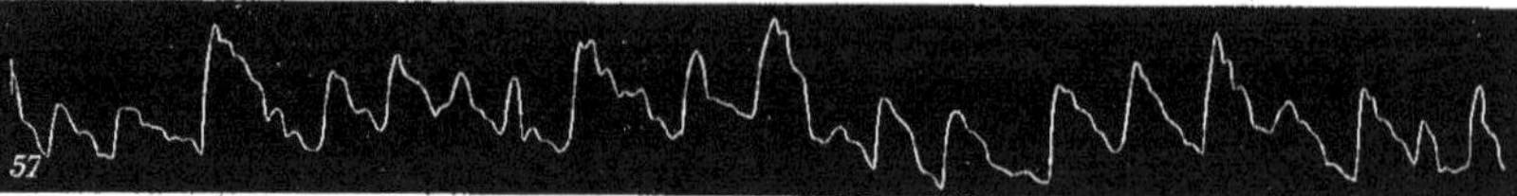

Fig. 55(Obs. XXVI). — Troubles nerveux cardiaques chez une angéio-scléreuse, le 29 juin 1905, avant la cure.

seconde cure en 1905. Pendant sept mois, à la suite de sa première cure, elle avait été très bien, sans ressentir aucun autre trouble que des intermittences. Depuis trois mois elle avait de nouveau des palpita-

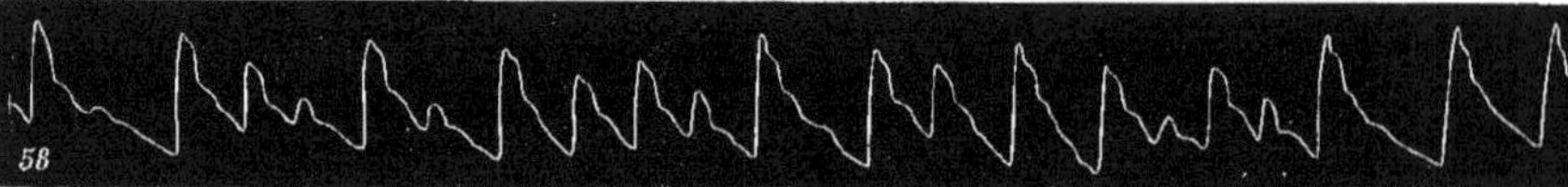

Fig. 56 (Même obs.). — Le 3 juillet 1905.

tions et avait dû passer en tout 5 nuits dans son fauteuil, mais son état n'en restait pas moins incomparablement meilleur que celui de l'année précédente. Très peu de dyspnée. Les figures 55 à 58 montrent

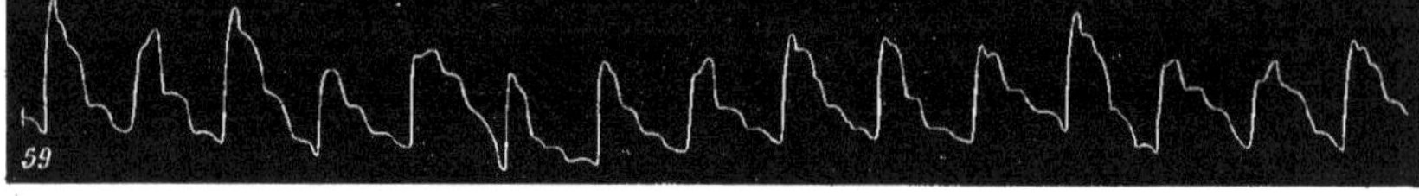

Fig. 57 (Même obs.). — Le 7 juillet 1905.

l es modifications successives du pouls pendant cette seconde cure. Il était arythmique à 100, à l'arrivée; très régulier à 76, au départ, avec une tension à 17. Le sommeil était excellent depuis le 3° bain, la

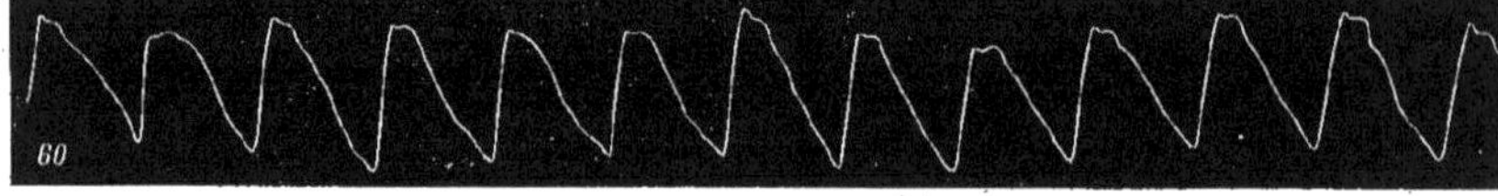

Fig. 58 (Même obs.). — Le 17 juillet 1905, fin de cure.

dyspnée avait totalement disparu. Les résultats à distance de la seconde cure ont été aussi bons que ceux de l'année précédente.

Il existait évidemment dans ce cas, comme dans le précédent, un certain élément de faiblesse cardiaque (sans doute d'origine sclé- reuse) et qui se manifestait par les troubles fonctionnels, ces der-

niers démesurément accrus par la névrose. La faiblesse cardiaque
disparaissant sous l'influence des bains, la névrose cessait alors de
se manifester. Nous sommes persuadés, d'autre part, par la con-
naissance de cas analogues traités sans succès dans une station
étrangère, que le côté moral de la cure ne doit pas être négligé. Il
faut avoir soin, dans ces formes, comme dans toutes les formes de
névroses cardiaques, d'affirmer la guérison aux malades et de
détourner leur attention de leur cœur. Modifier l'état psychique
nous apparaît chez tous les névro-cardiopathes comme une première condition du succès.

CHAPITRE XV

Malades affectés de séquelles cardiaques post-infectieuses.

Il est enfin une dernière classe de malades justiciables de la cure carbogazeuse, malades qui ne sont pas, à proprement parler, des cardiopathes, ni des cardio-vasculaires, mais qui, ayant éprouvé, à un moment donné, quelques perversions vasculaires, ont besoin de surveiller, de modifier l'état fonctionnel de leur appareil cardio-vasculaire s'ils ne veulent devenir plus tard des malades du cœur. Ce sont des sujets, qui au cours d'une infection banale ou spécifique (amygdalite, grippe, fièvre rhumatismale articulaire aiguë, scarlatine, diphtérie et fièvre typhoïde particulièrement), ont présenté quelques troubles du côté du cœur, troubles spontanément fonctionnels, tels que des perturbations du rythme, ou même quelquefois poussée légère et fugitive d'endocardite. Ces troubles peuvent disparaître sans laisser de traces, mais souvent aussi il subsistera quelque altération latente, menaçant de devenir avec les années, le point de départ d'une affection cardiaque qui peut être sérieuse.

C'est précisément, pour que les troubles fonctionnels cardio-vasculaires, éclos pendant la maladie toxi-infectieuse, ne s'installent pas et ne deviennent pas des *habitudes pathologiques*, que la médecine thermale moderne, s'ingéniant à intervenir là où nos pères ne songeaient guère à l'employer, nous montre qu'une cure carbogazeuse, pratiquée trois ou quatre mois après la convalescence, constitue un des meilleurs procédés dont la thérapeutique dispose à l'heure actuelle pour rendre au myocarde sa vigueur et autant que possible son intégrité fonctionnelle.

C'est ainsi, que nous avons eu à traiter, à la suite de la grippe, plusieurs neurasthéniques cardiaques dont un très sérieusement pris, et un malade atteint d'insuffisance cardiaque simple avec dilatation, chez lequel la *restitutio ad integrum* a été obtenue d'une manière presque complète.

Nous avons eu également sous notre direction des convalescents de fièvre rhumatismale articulaire aiguë. Une dame de nos clientes, entre autres, présentait depuis la crise articulaire, une tachycardie à 120 qui s'est notablement amendée à la suite de la cure. Chez un jeune homme, atteint d'insuffisance de la valvule mitrale, il existait de la tachycardie et des palpitations. La lésion mitrale a persisté, mais le fonctionnement du myocarde s'est amélioré considérablement et le pouls est revenu à la vitesse normale. D'une manière générale, nous pensons que, chez des malades de ce genre, un délai de trois mois est suffisant, après la terminaison de la crise aiguë, pour que l'on puisse appliquer le traitement par les bains dans les conditions très favorables.

CONCLUSION

Pour terminer cette étude, toute de polyclinique thermale, reprenons en une revue synthétique les constatations faites à propos de chacune des variétés de malades, touchant la *valeur exacte et la durée* des amendements obtenus par la cure carbogazeuse. Ces amendements, nous l'avons vu, sont des plus variables selon les cas, et d'une façon générale, presque individuels. On peut difficilement classer à ce point de vue les affections, c'est une étude à faire presque pour chaque malade, en tenant compte de l'ensemble des circonstances cliniques qui lui sont spéciales; d'autant que, à Royat, comme partout, ce ne sont point des maladies mais des malades qui sont justiciables de la cure thermale.

Peut-on *guérir* les cardiopathes par les bains carbogazeux? On le peut, dans des conditions rares; on pourra, par exemple, ramener à l'état d'intégrité certains malades porteurs de troubles fonctionnels, séquelles post-infectieuses. On pourra guérir aussi certains neurasthéniques cardiaques.

Mais, dans la grande majorité des cas, nous le savons, le trouble fonctionnel repose sur un substratum organique, et l'action du bain sur ce dernier, est faible, souvent même douteuse. Aussi chez la plupart des cardiopathes, ne peut-on guère espérer la guérison absolue. On peut espérer aboutir, dans certains cas, à ce que le patient se sente *cliniquement guéri*, débarrassé de ses troubles fonctionnels cardiaques, sa lésion organique restant silencieuse.

Dans bien des cas, la cure carbogazeuse ne parviendra qu'à atténuer, à amender les troubles fonctionnels. Il subsistera chez le malade une sorte de diminution fonctionnelle, de boiterie viscérale. La cure n'en aura pas moins agi d'une manière des plus heureuses, en redressant plus ou moins ce cœur infirme, en restaurant sa fonction, par une manière d'*orthopédie viscérale, d'ortho-*

pédie cardiaque. L'atténuation des troubles fonctionnels variera, d'ailleurs, dans de grandes proportions selon les malades, la nature, le degré de leurs lésions, leur âge, leur état général, l'état de leur rein, les circonstances enfin qui auront provoqué l'apparition de l'insuffisance cardiaque.

Quant à la durée de cette atténuation, elle variera d'après ces mêmes conditions. C'est ainsi, que seuls les fonctionnels purs (nerveux hypertendus, insuffisants du cœur par surmenage, neurasthéniques cardiaques) auront les plus grandes chances, même après une seule cure, de quitter la station *rétablis* pour des années entières.

Les cardiopathes organiques resteront justiciables de nouvelles cures lorsque le bénéfice de la première commencera à s'épuiser. Ce bénéfice pourra se prolonger plusieurs années chez certains mitraux encore jeunes, traités dès les premiers signes de la décompensation, chez certains obèses qui suivront bien leur régime. Ce bénéfice ne durera guère qu'une dizaine ou une douzaine de mois, en moyenne, chez la plupart des autres cardio-vasculaires (mitraux hyposystoliques ou déjà âgés, insuffisants cardiaques avec insuffisance aortique, hypertendus avec lésions valvulaires anciennes, aortiques ou myocarditiques scléreux, emphysémateux, angéio-scléreux avec insuffisance cardiaque ou névrose associée). Chez ces différents malades, on obtient après chaque cure un mieux-être temporaire, plus ou moins accusé selon la profondeur du trouble cardiaque.

Chez les hyposystoliques, il devient possible, par la médication carbogazeuse, d'espacer les cures médicamenteuses, et de reculer, de longues années, le moment où le malade ne sera plus justiciable que du repos.

Chez certains scléreux du myocarde, chez les mitraux asystoliques, chez les scléreux du rein, les résultats sont enfin tellement courts qu'on peut dire que l'efficacité des bains disparaît dès que ces derniers cessent d'être donnés. Le cœur est devenu incapable de réagir à distance à une incitation. Il devient alors préférable de lui éviter cette épreuve. L'étendue et la profondeur des lésions cardiaques, vasculaires, rénales ouvre la série des contre indications.

En résumé, états fonctionnels d'hypertension vasculaire et d'insuffisance du cœur, voici schématiquement condensés ceux des états morbides dans lesquels la cure carbogazeuse est véritablement indiquée; états organiques graves, reins scléreux et fermés, angéio-scléroses périphériques et intramyocardiques, telles sont, en parallèle, les principales contre-indications des bains.

Il s'agit là d'indications et de contre-indication que la polyclinique thermale de Royat nous a permis de saisir; c'est l'observation patiente de toute une légion de malades qui nous a convaincus autant de la légitimité que de l'efficacité de la double spécialisation de Royat, spécialisation diathésique et fonctionnelle. La première, anciennement connue et pratiquée, la *spécialisation diathésique*, s'applique, comme personne n'en ignore, aux *arthritiques anémiés*, *déprimés*; la seconde, plus nouvellement appréciée, la *spécialisation fonctionnelle* (avec la balnéation carbogazeuse bien posologuée), s'applique aux malades atteints dans le fonctionnement de leur appareil cardio-vasculaire, particulièrement à beaucoup de *malades hypertendus*.

De la spécialisation *fonctionnelle* des bains carbogazeux de Royat sont particulièrement justiciables les malades souffrant de troubles de la fonction cardio-vasculaire, tout comme nous savons Saint-Nectaire s'appliquer aux troubles de l'appareil rénal; Vichy aux troubles de l'appareil hépatique; le Mont-Dore aux troubles fonctionnels (dans leurs modalités spasmodiques surtout) de l'appareil pulmonaire, tout comme Bourbonne aux troubles de l'appareil fibro-articulaire.

« Parmi les *spécialisations thermales* les mieux démontrées par l'observation de malades longuement suivis, la spécialisation fonctionnelle des bains carbogazeux de Royat apparaît sans consteste comme l'une des plus précieuses.

« C'est une médication qui soulage, améliore, réconforte ou guérit nombre de malades atteints de troubles fonctionnels cardio-vasculaires.

« C'est encore une médication d'avant-garde, en ce sens qu'elle devient un des éléments de l'Hygiène thérapeutique [1] à laquelle, préventivement, le médecin avisé soumet tout malade souffrant de troubles vasculaires, que ces troubles se montrent au lendemain

---

1. Voir, à propos des Cures thermales, et de l'Hygiène thérapeutique que procure la médication hydro-minérale, les conférences faites au V. E. M. par l'un de nous : à Ax-les-Thermes, à Vichy, à Evian, au Mont-Dore, à Royat, à Saint-Gervais, à Uriage, à Lamalou, etc.

« d'une maladie toxi-infectieuse acquise, ou qu'ils apparaissent comme une tare d'hérédité diathésique. C'est en ce sens que l'un de nous s'est plus d'une fois bien trouvé d'ordonner la médication de Royat à toute une famille de neuro-arthritiques, la cure carbo-gazeuse servant aux enfants à titre préventif, alors que les parents en bénéficiaient toujours à titre palliatif, et souvent à titre curatif.

« Ce sont là des vérités thérapeutiques basées sur l'observation clinique; c'est la Clinique qui, à côté de *la spécialisation diathé-sique, anciennement connue de Royat*, révèle *la spécialisation fonc-tionnelle de ses bains carbogazeux.*

« Si de la spécialisation *générale* antiarthritique de Royat sont si particulièrement justiciables les *arthritiques anémiés et déprimés*; de sa spécialisation *fonctionnelle*, de ses bains carbogazeux, sont nettement justiciables *les malades atteints de troubles fonctionnels de l'appareil cardio-vasculaire*, que ces troubles existent à l'état de pureté ou soient associés avec des lésions organiques. »

TABLE DES MATIÈRES

9 782019 985929